强直性脊柱炎防治完全指导

郭会卿　郭永昌　孟庆良　主编

河南科学技术出版社

·郑州·

图书在版编目（CIP）数据

强直性脊柱炎防治完全指导/郭会卿，郭永昌，孟庆良主编. —郑州：河南科学技术出版社，2015.9(2024.8重印)

ISBN 978-7-5349-7897-5

Ⅰ.①强… Ⅱ.①郭… ②郭… ③孟… Ⅲ.①脊柱炎-防治-问题解答 Ⅳ.①R593.23-44

中国版本图书馆CIP数据核字（2015）第175724号

出版发行：河南科学技术出版社
地址：郑州市经五路66号　　邮编：450002
电话：（0371）65737028
网址：www.hnstp.cn

策划编辑：仝广娜
责任编辑：胡　静
责任校对：柯　姣
封面设计：宋贺峰
责任印制：张艳芳
印　　刷：永清县晔盛亚胶印有限公司
经　　销：全国新华书店
幅面尺寸：130 mm×185 mm　　印张：3.75　　字数：100千字
版　　次：2015 年9月第 1 版　　2024年8月第 2 次印刷
定　　价：35.00 元

编委会

主　编　郭会卿　郭永昌　孟庆良

副主编　周子朋　史栋梁　李　健

曹玉举　谢　静　谷慧敏

杜旭召

编　委（按姓氏笔画排序）

王　平　王莉落　邓素玲

史栋梁　吕秋霞　刘亚东

刘亚其　刘晓玉　闫维超

杜　敏　杜旭召　李　沛

李　健　李　萌　谷慧敏

张　耀　张仲博　苗喜云

范　伟　周子朋　孟庆良

孟婉婷　赵俊燕　赵维倩

耿秋东　郭中华　郭永昌

郭会卿　郭恬恬　展俊平

曹玉举　韩　磊　谢　静

前言

强直性脊柱炎是以骶髂关节和附着点炎症为主要症状的自身免疫性疾病，属祖国医学“痹症”“大偻”范畴。在我国的发生率约为0.4%，具有致残率高、缠绵难愈等特点，是一种严重危害人类健康的疾病。该病久治不愈会严重影响患者的生活和工作质量，也增加了患者的治疗费用。因此，正确认识，及早预防，采取正确的治疗和康复措施是减轻痛苦、尽快达到临床缓解或使患者早日康复的有效方法。

本书采用一问一答的形式，以中西医理论为指导，讲述强直性脊柱炎的发病情况、病因病理、临床表现、诊断标准、治疗方法等。特别介绍了有关本病的康复锻炼、养生预防措施，是一本简洁、实用的痹症康复保健专书，希望指导千百万强直性脊柱炎患者早日康复。

本书在编写过程中得到了中医风湿泰斗国医大师娄多峰教授及其工作室成员的精心指导，至此娄老行医70年之际，特此致谢。

郭会卿

河南中医学院中医风湿病研究所

河南省中医院风湿骨病科

2015年7月20日

目 录

1. 什么是强直性脊柱炎?

强直性脊柱炎（ankylosing spondylitis，AS）是血清反应阴性的多关节炎，又称变形性脊柱炎、萎缩性脊柱炎、韧带萎缩性脊柱炎、竹节状脊柱病等，是一种慢性进行性、全身性疾病。主要侵犯骶髂关节、髋关节、椎间关节和肋椎关节，早期表现为背痛和背部强直，最后可因脊柱强直而致残疾。偶可引起四肢小关节病变。

2. 强直性脊柱炎会遗传吗?

强直性脊柱炎是一种人白细胞抗原-B27 （HLA-B27）阳性率最高的（阳性率为95%）血清反应阴性的风湿病。强直性脊柱炎患者的家庭成员中，HLA-B27的阳性率亦较正常对照组高30倍，约有60%的成员可发生本病。据国内外报道证实，本病有家族性发病趋向，并发现兄弟先后患强直性脊柱炎现象。这说明遗传因素与本病发病有密切关系，但其遗传方式还不清楚。

3. 强直性脊柱炎的发病原因有哪些?

据有关资料统计，80%的男性患者有前列腺炎、精囊炎，有人认为泌尿生殖系统感染是本病重要的诱发因素。前列腺炎、精囊炎、溃疡性结肠炎和局限性肠炎感染通过淋巴系统扩散到骶髂关节、骨盆，然后再扩散进入体循环而引起系统性症状和周围关节、肌腱与葡萄膜等病变。此外，外伤、甲状腺疾病、肺结核和局部感染等亦为本病的诱发因素。总之，本病是在遗传基础上再加环境因素的影响而发病。

4. 中医如何认识强直性脊柱炎?

强直性脊柱炎属于中医“痹证”范畴，古人称之为“龟背风”“竹节风气”“骨痹”。20世纪80年代焦树德教授将以腰、脊、骶、髋关节或臀部疼痛明显，继则脊柱、颈部僵痛或麻木乏力，纳少，低热，气候变化或劳累后加重，晚期患者可见脊柱僵硬、腰脊弯曲、不能伸直的病证，称为肾督亏虚、寒湿深侵所致的“尪痹”。

5. 强直性脊柱炎的中医病因是什么?

从中医理论来分析，本病可起于先天禀赋不足或后天调

摄失调、房事不节、惊恐、郁怒、病后失调等，遂致肾肝亏虚，督脉失荣，风寒湿邪乘虚侵袭，深入骨髓、脊柱。肾肝精血亏虚，使筋挛骨弱而邪留不去，渐致痰浊瘀血相互胶结而成本病。总之，本病多以素体阳虚、肾肝阴精不足、督脉亏虚为内因，风寒湿邪、寒湿偏盛为外因，互为因果而成。

6. 强直性脊柱炎的中医病机是什么?

本病的基本病机是先天禀赋不足，素体虚弱，肝肾精血不足，肾督亏虚，风寒湿之邪乘虚深侵肾督，筋脉失调，骨质受损。其性质为本虚标实，肾督虚为本，风寒湿为标，寒湿之邪深侵入肾督，督脉受病，又可累及全身多个脏腑。

7. 如何认识强直性脊柱炎的先天不足?

先天禀赋不足，阴阳失调，肾气亏虚，外邪乘虚而入，“邪入于阴则痹”。若兼房事不节、命相火妄，水亏于下，火炎于上，阴火消烁，则真阴愈亏；病久阴血暗耗，阴损及阳，时有外感风寒湿邪，寒湿深侵肾肝，则筋骨失荣。

8. 如何认识强直性脊柱炎的肾督亏虚?

《素问•逆调论》中说：“肾者水也，而生于骨，肾不生则髓不能满，故寒甚至骨也。……病名曰骨痹，是人当挛节也。”《素问•脉要精微论》指出：“腰者，肾之府，转摇不能，肾将惫矣。”说明肾虚会使人腰部活动困难。肾主骨生髓，肾气不足，寒湿内盛，兼受寒湿之邪乘虚内侵，内外合邪，使气血运行不畅，不通则痛。因脊柱乃一身之骨主，骨的生长发育又全赖骨髓的滋养，而骨髓乃肾中精气所化生，故肾中精气充足、骨髓充盈，则骨骼发育正常，坚固有力；肾中精气不足、骨髓空虚，则骨质疏松，酸软无力。督脉“贯脊属肾”，其“循背而行于身后，为阳脉之总督”，即“督之为病，脊强而厥”。因此，肾虚寒湿深侵，肾气不足，督脉失养，脊骨受损而致本病。

9. 如何认识强直性脊柱炎的外邪侵袭?

风寒湿邪由腠理侵入，经输不利，营卫失和，气血阻滞脉络，经脉痹阻，不通则为病。如《素问·痹论》云：“所谓痹者，各以其时，重感于风寒湿之气也。”其指出了风寒湿邪是本病病因。《济生方·五痹论治》曰：“皆因体虚，腠理空疏，受风寒湿气而成痹也。”说明痹证也可由于体虚而感受外邪所致。

10. 如何进行强直性脊柱炎的中医辨证论治?

本病总属本虚标实之证，临床当以滋补肝肾、补肾强督、扶正祛邪为基本治法。临床常见寒湿痹阻、湿热痹阻、肾气亏虚、瘀血阻络证候。在论治中因邪之不同而分别佐以祛风、散寒、祛湿、清热化痰、祛瘀通络等法。

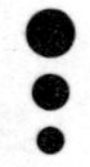

11. 寒湿痹阻型强直性脊柱炎如何辨证？

寒湿痹阻多为强直性脊柱炎的早期阶段。初起时多见游走性关节疼痛（以下肢关节常见），以后渐至腰骶、脊背疼痛，伴有腰背肢体酸楚重着，或晨起时腰背僵痛、活动不利，活动后痛减，阴雨天加剧，舌苔薄白或白腻，脉沉弦或浮紧。

12. 寒湿痹阻型强直性脊柱炎如何治疗？

寒湿痹阻型强直性脊柱炎以补肾温督、散寒通络为治疗原则，多选择独活、杜仲、牛膝、续断等药物治疗。

13. 湿热痹阻型强直性脊柱炎如何辨证？

湿热痹阻多见于强直性脊柱炎的活动期。常见腰背及腿部疼痛，晨起时强直不适，活动受阻，患处肌肤触之发热，夜间腰背疼痛加重，翻身困难，活动后痛可减轻，无明显畏寒，但恶热，或伴有低热，夜间肢体喜放被外，口苦口渴不欲饮，便秘、尿赤，舌质红、苔黄腻，脉滑数。

14. 湿热痹阻型强直性脊柱炎如何治疗？

湿热痹阻型强直性脊柱炎以清热利湿、通络止痛为治疗原则，多选择苍术、黄柏、牛膝、鸡血藤等药物治疗。

15. 痰瘀痹阻型强直性脊柱炎如何辨证？

痰瘀痹阻病程日久，常见脊柱关节僵硬或变形，腰骶及脊背部刺痛，颈项脊背强直畸形，俯仰转侧不利，筋骨屈伸受限，筋脉拘急。疼痛固定，痛如锥刺，昼轻夜重，口干不欲饮。经事错乱，舌质紫暗、苔白腻，脉细涩或细滑。

16. 痰瘀痹阻型强直性脊柱炎如何治疗？

痰瘀痹阻型强直性脊柱炎以活血祛瘀、化痰通络为治疗原则，多选择桃仁、红花、川鹿茸、当归、五灵脂、地龙等药物治疗。

17. 脾肾阳虚型强直性脊柱炎如何辨证？

脾肾阳虚型强直性脊柱炎可见腰骶、脊背、髋部、颈部酸痛或冷痛，痛势隐隐，喜暖喜按，劳累或遇寒加重，或关节强直、屈伸不利，或腿膝酸软乏力，或肌肉萎缩，或畏寒肢冷，或大便溏稀、小便清长，舌质淡、苔薄白，脉沉细弱。

18. 脾肾阳虚型强直性脊柱炎如何治疗？

脾肾阳虚型强直性脊柱炎以温补脾肾、祛痹通络为治疗原则，多选择骨碎补、续断、桑寄生、补骨脂等药物治疗。

19. 肝肾阴虚型强直性脊柱炎如何辨证?

肝肾阴虚型强直性脊柱炎可见腰骶部、脊背、髋部酸痛，或痛势绵绵、喜揉喜按，或见关节强直变形、屈伸不利，或四肢酸软乏力、肌肉萎缩，或双目干涩疼痛，可伴消瘦、咽干口渴、头晕心悸、耳聋耳鸣、心烦失眠、面色潮红、手足心热、盗汗遗精，舌质红、苔少或薄黄，脉弦细数。

20. 肝肾阴虚型强直性脊柱炎如何治疗?

肝肾阴虚型强直性脊柱炎以补益肝肾、通络止痛为治疗原则，多选择熟地黄、山茱萸、山药、泽泻等药物治疗。

21. 强直性脊柱炎的流行病学如何?

本病在我国患病率为0.25%左右，约90%患者HLA-B27阳性，而普通人群HLA-B27阳性率仅4%～8%。多发于男性，且一般较女性严重，发病年龄多在10～40岁，以20～30岁为高峰。

22. 强直性脊柱炎的临床表现是什么?

本病多见于青少年，起病多隐匿，早期症状为下背部、臀部及腰部呈钝痛，有僵硬感或坐骨神经痛。开始疼痛为间歇性，而且较轻，病程迁延，在数年后可出现持续性疼痛，甚至出现较严重的疼痛。有时初起发生于背部较高部位、肩关节或周围关节，但不久就可出现下背部症状。患者常感晨起和工作一天后症状较重，天气寒冷和潮湿时症状可恶化。还有些患者首先出现的是原因不明的虹膜炎、全身疲劳不适、厌食、体重减轻和低热等症状。开始全身症状较轻，早期诊断困难，治愈率低，晚期则可致畸。

23. 有哪些症状时应高度怀疑强直性脊柱炎?

对于年龄小于40岁的患者，尤其是男性，出现下列症状时应高度怀疑强直性脊柱炎。

（1）腰背部不适感隐匿出现，持续数周或数月，可伴晨僵，休息后加重，活动后改善。

（2）不对称的下肢大关节炎。

（3）出现足跟痛、足底痛、臀部疼痛等。

（4）伴或不伴关节炎的眼色素膜炎。

（5）脊柱前曲、侧弯和后仰受限。

（6）胸廓扩展度受限。

24. 强直性脊柱炎患者颈椎受累的特点是什么?

中轴关节受累是强直性脊柱炎的显著特征，其中包括颈椎受累。将近50%的强直性脊柱炎患者会出现颈椎受累。按

照发生频率由高到低排列，其X线异常表现依次是椎间关节异常、骨突关节异常、寰枢椎关节异常（包括寰枢椎关节脱位）、第7颈椎异常、后纵韧带异常。颈椎的X线异常表现与年龄、病程、炎性腰背痛、颈椎关节症状相关。

25. 强直性脊柱炎的腰背痛有何特点?

强直性脊柱炎所致的炎性腰背痛 （inflammatory back pain,IBP）有别于机械性腰背痛，通常具备以下特点。

（1）慢性腰背痛＞3个月。

（2）发生时的年龄＜40岁。

（3）隐袭出现，可伴交替性臀部痛。

（4）夜间痛，常于后半夜疼醒。

（5）晨僵＞30分钟。

（6）活动后改善，休息不能缓解。

26. 诊断炎性腰背痛的Calin标准有哪些?

（1）隐匿性起病。

（2）起病年龄＜40岁。

（3）背痛的时间＞3个月。

（4）伴有晨僵。

（5）活动后改善。

如果符合以上5条中的至少4条，则考虑为IBP。该标准的敏感性为95%，特异性为76%。

27. 诊断炎性腰背痛的Berlin标准有哪些?

（1）晨僵>30分钟。

（2）背痛在活动后改善，休息不缓解。

（3）患者在后半夜疼醒。

（4）交替性臀部疼痛。

如果患者的慢性腰背痛>3个月，且符合上述4条中的至少2条，则考虑为IBP。该标准的敏感性为70.3%，特异性为81.2%。

28. 炎性腰背痛国际AS评价组（ASAS）诊断标准有哪些?

（1）活动后症状改善。

（2）夜间痛。

（3）隐匿性起病。

（4）起病年龄<40岁。

（5）休息后症状无改善。

如果患者慢性腰背痛>3个月，并且符合上面5条中的至少4条，即考虑为IBP。该标准的敏感性为77%，特异性为91.7%。

29. 血清阴性脊柱关节病的Amor诊断标准（1991年）有哪些?

（1）腰背夜间疼痛或晨僵（1分）。

（2）非对称性寡关节炎（2分）。

（3）臀部疼痛（单侧1分，双侧2分）。

（4）腊肠样指或趾（2分）。

（5）足跟痛或肯定的肌腱端炎（2分）。

（6）虹膜炎（2分）。

（7）发病前1个月内发生非淋球菌性尿道炎或宫颈炎（1分）。

（8）发病前1个月内发生急性腹泻（1分）。

（9）有银屑病、龟头炎、炎性肠病（溃疡性结肠炎、克罗恩病）（2分）。

（10）X线示骶髂关节炎双侧≥Ⅱ级，单侧≥Ⅲ级（3分）。

（11）HLA-B27阳性或一级亲属中有强直性脊柱炎、Reiter综合征、银屑病、慢性结肠病或虹膜炎患者（2分）。

（12）服非甾体抗炎药后48小时内症状改善，停药后加重（2分）。

注：满6分者可诊断为血清阴性脊柱关节病。

30. 血清阴性脊柱关节病的欧洲脊柱关节病研究组（ESSG）诊断标准有哪些？

主要标准：炎性脊柱痛或滑膜炎（不对称性或主要位于下肢关节）。

次要标准：阳性家族史，银屑病，炎性肠病，尿道炎、宫颈炎或急性腹泻，交替性臀部疼痛，肌腱端炎，骶髂关节炎。

注：①主要标准加任一项或多项次要标准：敏感性为78.4%，特异性为89.6%。②如有X线证实的骶髂关节炎，敏感性为87% ，特异性为86.7%。

31. 血清阴性脊柱关节病的病理改变有哪些？

血清阴性脊柱关节病的病理改变主要有：肌腱端炎、骶髂关节炎、外周关节滑膜炎、眼色素膜炎、皮肤和黏膜病变、主动脉瓣纤维化、肺上叶纤维化等。

肌腱端炎为本病最具特征性的病理改变。炎症起始于肌腱或韧带附着于骨的部位，如脊柱骨突、椎间盘、耻骨联合、大转子、跟腱等。局部炎性渗出，炎性细胞浸润，肉芽组织增生，逐渐出现纤维组织增多。慢性及反复炎症的结果最终致局部纤维化、骨化和骨赘形成，椎间盘纤维环前外侧形成的纤维骨赘纵向延伸，在X线片上呈现出连接相邻两个椎体的“骨桥”，成为这组疾病独特的改变。

32. 什么是HLA-B27？

HLA-B 即人白细胞抗原 （human leukocyte antigen，HLA）的B位点，是人类主要组织相容性复合体 （major histocompatibity complex，MHC）Ⅰ类基因表达于白细胞表面的产物，通过血清学方法可对其进行检测。HLA-B27为

HLA-B位点之一，目前已知它有多个亚型，依次命名为HLA-B2701、HLA-B2702……正常人群HLA-B27的阳性检出率为6%～8%，并与种族有关，但在强直性脊柱炎患者中，阳性率高达90%以上。临床流行病学及动物实验发现它与血清阴性脊柱关节病的发病有密切关系。

33. 与强直性脊柱炎发病相关的HLA-B27亚型是哪些？有无种族差异？

目前发现的HLA-B27基因亚型有28种以上。和强直性脊柱炎相关的HLA-B27亚型的分布有种族差异性，欧洲和美洲白人、美洲土著人主要的亚型是HLA-B2705，其次是HLA-B2702。HLA-B2702主要见于中东和北非人；HLA-B2703见于少数西非人和非裔美国人。中国人、泰国人、亚裔印度人主要的亚型是HLA-B2704，其次是HLA-B2707。不同的HLA-B27亚型和强直性脊柱炎相关性不同。目前认为HLA-B2702、HLA-B2704、HLA-B2705和疾病呈正相关，HLA-B2706、HLA-B2709与疾病呈负相关。

34. HLA-B27在血清阴性脊柱关节病的发病机制中起什么作用？

HLA-B27在血清阴性脊柱关节病发病机制中的作用可通过观察HLA-B27在这组疾病中的分布而有所了解。已知强直性脊柱炎患者HLA-B27阳性率达90%以上，Reiter综合征患者

HLA-B27阳性率为60%～80%，银屑病关节炎累及中轴关节患者HLA-B27阳性率为50%左右，均远远高出正常人群。目前已肯定，HLA-B27参与了这组疾病的发生，与环境中的其他因子共同致病，但具体作用机制尚不清楚，有几种主要的学说。

（1）分子模拟学说：致病微生物与HLA-B27有某些相似的抗原结构而引起交叉反应致病，如肺炎克雷伯菌与HLA-B27有连续6肽的氨基酸序列完全一致，从而产生针对自身组织的抗体而致病。

（2）HLA-B27连锁不平衡学说：造成强直性脊柱炎发病的不是HLA-B27，而是与HLA-B27紧密连锁的其他基因。但是到目前为止，仍然没有找到这一致病基因。

（3）受体学说：有学者认为，HLA-B27作为致病抗原的受体，递呈致病抗原而发病。

1990年起，国外的转基因动物实验表明，表达HLA-B27的转基因动物出现了与人类血清阴性脊柱关节病相似的症状，提示HLA-B27基因直接参与了强直性脊柱炎发病。但是仍然无法解释HLA-B27在血清阴性脊柱关节病发病机制中的作用。

35. 阐述HLA-B27与血清阴性脊柱关节病相关性的分子模拟学说是什么？

分子模拟学说在阐明血清阴性脊柱关节病发病机制的理论中备受瞩目。该学说认为，HLA-B27的抗原结构与病原微生物的抗原结构相似，当机体针对病原菌产生免疫应答时，由于两者抗原类似而致交叉反应；或因结构相似而使机体对病原菌耐受，感染持续存在。已发现克雷伯菌属固氮酶第188～193位核苷酸编码的6肽与HLA-B27抗原的第72～77位氨基酸序列完全相同。福氏志贺菌质粒DNA中第513～517位核苷酸编码的5肽也与HLA-B27抗原的第71～75位氨基酸序列一致。这些实验室发现为分子模拟学说提供了依据，但其具体的发生过程还有待研究。

36. HLA-B27阳性和阴性的强直性脊柱炎患者临床表现有什么不同?

虽然HLA-B27阳性和阴性的强直性脊柱炎患者有共同的临床特点，但也存在不少差异：①HLA-B27阴性者发病年龄相对较晚，确诊年龄相对较迟；②HLA-B27阳性者急性虹膜炎更多见；③HLA-B27阳性者家族聚集性更明显；④HLA-B27阳性者中轴关节受累更多见；⑤HLA-B27阳性者更容易出现臀部疼痛及髋关节病变；⑥HLA-B27阳性者炎性改变更重，如红细胞沉降率、C反应蛋白等炎性指标水平更高。

37. 为什么说细菌感染与血清阴性脊柱关节病发病有关?

细菌感染在血清阴性脊柱关节病发病机制中的作用越来越受到重视。1916年Reiter描述了痢疾后出现的关节炎，以后人们逐渐观察到伴随福氏志贺痢疾杆菌、耶尔森菌属、沙门菌属、沙眼衣原体等感染而出现的关节炎。虽然未能从关节液或滑膜中培养出致病菌，但通过电子显微镜、分子杂交技术等在关节内找到了这些病菌的抗原成分。目前这种关系比较明确的是上述病原菌引起的血清阴性脊柱关节病中的反应性关节炎，即Reiter综合征，其关节炎出现在肠道和泌尿生殖道感染后的1～4周。此外还发现肺炎克雷伯菌感染与强直性脊柱炎的发病有一定关系，这些病原菌可能是诸多综合性致病因素中的一个，而非唯一因素。它们通过何种机制激发关节炎及关节外的病变，仍在进一步的探索中。

38. 为什么说肺炎克雷伯菌感染与强直性脊柱炎的发生可能有关?

肺炎克雷伯菌感染与强直性脊柱炎的发生可能有关，这方面的依据主要来自较为肯定的实验室发现。1987年，有研究证实克雷伯菌属固氮酶第188～193位氨基酸序与HLA-B27抗原的第72～77位氨基酸序列完全相同，这种概率在自然界中是1/100万；在29%HLA-B27阳性的强直性脊柱炎患者中测到针对该6肽的抗体，健康者中却无此抗体，此外，另有学者发现强直性脊柱炎患者粪便培养中，肺炎克雷伯菌的检出率达79%，而健康者仅为30%。活动期强直性脊柱炎患者血清中针对该菌的IgA免疫球蛋白A抗体效价高于正常对照组，并与病情呈正相关。因此，肺炎克雷伯菌感染可能参与了强直性脊柱炎的发生，推测其通过分子模拟学说而致病，但对于

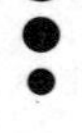

HLA-B27阴性患者强直性脊柱炎的发生仍是个谜。

39. 强直性脊柱炎的关节炎表现有哪些?

强直性脊柱炎可累及任何关节，但以脊柱关节受累为主。关节病变表现为：首先侵犯骶髂关节及肌腱韧带，然后病变上行累及椎体、椎间关节及颈椎，早期病变关节周围有不同程度疼痛，伴有肌肉痉挛和僵硬感，晨僵明显，病变固定某一位置久后病重，昼轻夜重；后期由于炎症已基本消失，所以关节无疼痛，而以脊柱固定和强直为主要表现，颈椎固定性前倾，脊柱后凸，胸廓常固定在呼气状态，腰椎生理弯曲丧失，髋关节和膝关节严重屈曲挛缩，站立时双目凝视地面，身体重心前移，个别患者可严重致残，长期卧床，生活不能自理。

40. 强直性脊柱炎骶髂关节炎表现如何?

骶髂关节受累症状表现为背部强直和疼痛放射到一侧或两侧臀部，偶尔放射到大腿，进一步可发展至膝关节。由于骶髂关节局部炎症，下肢伸直抬高征一般都呈阳性。骶髂关节受累呈对称性，耻骨联合也可受累。炎性骶髂关节炎是强直性脊柱炎的特征之一，常常作为诊断标准。X线片上出现骶髂关节炎是强直性脊柱炎分类诊断标准中最重要的条件，并且有特别高的特异性。

41. 强直性脊柱炎腰椎关节炎表现如何?

虽然骶髂关节和腰椎关节可同时受累，但多数患者背部疼痛、功能障碍是由腰椎关节病变所引起的。脊柱强直可能是由于腰部骨突关节炎引起肌肉痉挛而造成的。体格检查时腰部骨突关节可有直接触痛，椎旁肌肉明显痉挛，腰变直，运动受限，腰部正常生理弯曲消失。

42. 强直性脊柱炎胸部关节炎表现如何?

强直性脊柱炎进行性上行发展，胸椎关节也可受累。患者有上背部胸痛及胸廓扩张运动受限感。胸痛一般是吸气时明显，胸廓扩张受限主要是由于肋关节、胸骨柄-胸骨体关节、肋骨与肋软骨接合处，以及胸锁关节受累而引起。胸廓扩张受限可致呼吸困难，尤其运动时更易出现，而患者肺功能多无明显改变，这是由于膈肌运动幅度增大代偿了胸廓扩张受限之故。随着病情发展，可出现明显脊柱后凸，胸廓固定于呼气状态。

43. 强直性脊柱炎颈椎关节炎表现如何?

早期有少数患者可出现颈椎关节炎，随着病情进行性发展，可出现颈椎后凸或侧凸，头部可呈固定性前屈位，后屈、旋转和侧屈时，可部分或完全受限，视野范围明显变小。

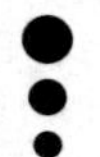

44. 强直性脊柱炎周围关节炎表现如何？

约1/3以上的患者可有肩关节、髋关节受累。关节疼痛往往较轻，而关节运动受限却很明显，如不能梳头或下蹲困难等。随病情的发展，可发生软骨变性，关节周围结构纤维化，最后形成关节强直。早期关节运动受限主要是由于关节周围肌肉痉挛所致，髋关节挛缩，膝关节代偿性屈曲，患者呈前弓腰屈曲姿势，而出现“鸭步”状态。由于脊柱关节广泛性病变，还可造成扁平胸及严重驼背。

45. 强直性脊柱炎中轴受累的临床表现有哪些？

强直性脊柱炎中轴受累的表现通常包括炎性腰背痛、骶髂关节炎、脊柱强直、晨僵、交替性臀部疼痛、前胸壁疼痛。

46. 强直性脊柱炎炎性腰背痛表现如何？

强直性脊柱炎患者的炎性腰背痛常常隐匿性起病，起始部位位于腰部区域，常常伴随晨僵，轻度活动后可改善，通常在40岁前出现，持续时间一般在3个月以上。炎性腰背痛是强直性脊柱炎最具有标志性的特点之一，几乎所有的诊断标准都要求具备该条件。

47. 强直性脊柱炎脊柱强直的临床意义有哪些？

强直性脊柱炎的脊柱强直主要是由于椎体韧带、肋椎关节和胸肋关节的骨化所致，常常导致脊柱的活动度受损，并可增加骨折的风险。脊柱强直是疾病进展的特征之一。某些部位的脊柱强直如腰椎活动度下降为诊断标准之一。

48. 强直性脊柱炎前胸壁炎症表现如何？

前胸壁疼痛是由于胸骨柄关节、胸锁关节和肋胸关节炎所致，常常导致强直性脊柱炎患者的扩胸度下降，因此，大多数强直性脊柱炎的分类诊断标准都包含有扩胸度受限。

49. 强直性脊柱炎晨僵表现如何？

晨僵往往是一些中轴受累或早期的强直性脊柱炎患者的主要症状，表现为早晨醒后腰背部僵硬不适，轻度活动可缓解。持续时间与患者的病情轻重有关，轻者数分钟可缓解，重者不仅持续时间长达数小时甚至全天，而且还伴有早晨起床困难，需要借助他物或他人帮助才能从床上起来。目前可通过询问晨僵的时间和程度来判断晨僵的轻重。

50. 强直性脊柱炎交替性臀部疼痛表现如何？

尽管强直性脊柱炎患者和机械性腰痛患者都有可能出现臀部疼痛，但是强直性脊柱炎患者特异性地表现为由一侧臀部疼痛起病，逐渐交替性臀部疼痛。

51. 什么是附着点炎？

附着点（enthesis）是指肌腱、韧带、关节囊和筋膜附着于骨的部位。这些部位的炎症称为附着点炎（enthesitis），是强直性脊柱炎和相关的脊柱关节病（SPA）的特征性病变。附着点炎和滑膜炎构成了强直性脊柱炎患者的中轴和外周关节炎。在脊柱，附着点炎可见于滑囊和韧带的附着处，也见于椎间盘、肋椎关节和肋横突关节。椎旁韧带和椎间盘韧带的骨附着处也可受累。脊柱关节的疼痛、僵硬和活动度受限多源自附着点炎。附着点炎也累及很多中轴外部位。其中最常见的部位是足底筋膜和跟腱在跟骨上的附着点，可引起跟骨明显疼痛和活动度下降。通常在几个月后就会在X线片上见到跟骨骨刺。中轴外其他附着点还包括胫骨结节、坐骨结节、骨盆内收肌附着股骨处及肋骨软骨交界处。

52. 强直性脊柱炎会累及涎腺吗?

许多类风湿病在疾病发展过程中会发生涎腺炎，如原发性干燥综合征（PSS）、类风湿关节炎（RA），也包括强直性脊柱炎。一般通过小涎腺病理活检提示典型的局灶性炎症细胞浸润确诊涎腺炎。强直性脊柱炎患者涎腺炎的发生率虽然没有类风湿关节炎患者那么高（接近80%），但是也有50%左右有明确的涎腺炎。在类风湿关节炎和原发性干燥综合征中，涎腺炎与唾液流率、泪液流率下降有关，与类风湿因子阳性、抗核抗体阳性、抗SSA（干燥综合征抗原A）抗体阳性、抗SSB（干燥综合征抗原B）抗体阳性等有关。而在强直性脊柱炎中，局部涎腺炎与其血清标志及临床症状均无相关性。

53. 强直性脊柱炎累及心脏的表现有哪些？

强直性脊柱炎主要累及脊柱及外周关节，也可以累及心脏，主要表现有主动脉根部扩张、主动脉瓣关闭不全、心肌纤维化、心脏传导障碍。强直性脊柱炎患者主动脉根部直径与病程呈正相关。除此以外，国外的临床资料表明，强直性脊柱炎还可以累及二尖瓣，出现二尖瓣肥厚、反流；反映舒张早期心室充盈速度的E波峰值降低，反映舒张晚期心室充盈速度的A波峰值增加，A波斜率加大，E波减速斜率加大，左心室等容舒张期长，E/A比值降低，提示心脏舒张功能障碍，但是往往没有症状。

54. 强直性脊柱炎累及肺脏的特点是什么？

强直性脊柱炎的关节外表现主要是累及肺和胸膜。一些研究显示，如果使用高分辨CT（HRCT）来进行肺部扫描，欧洲地区73%的强直性脊柱炎患者有肺部异常。具体影像学表现包括斑片影、肺实质小结节、支气管壁增厚、毛玻璃影、叶间隔增厚。这些异常在强直性脊柱炎早期患者中比晚期患者中多见，而且与临床气促症状相关。而中东地区强直性脊柱炎患者用HRCT来检测，约50%出现肺部异常，包括间质性肺病、肺尖纤维化、肺气肿、支气管扩张、毛玻璃影、非特异性间质性改变；如果用X线胸片来检查，仅有不到5%异常，肺尖纤维化、支气管扩张与病程显著相关。34.5%强直性脊柱炎患者出现肺功能异常，主要表现为限制性通气功能异常。

55. 强直性脊柱炎是否会累及肾脏?

强直性脊柱炎关节外表现除了心脏、肺、神经系统外，还可以累及肾脏。从临床来看，约35%强直性脊柱炎患者出现肾脏损害，如出现显微镜下血尿、微量蛋白尿，血肌酐水平升高，肌酐清除率下降。从病理角度看，强直性脊柱炎最常见的肾脏累及表现是肾淀粉样变，占62%；其次是IgA肾病，占30%；再次是系膜增生性肾小球肾炎，占5%；此外还有各占1%的局灶性增生性肾小球肾炎及局灶性节段性肾小球肾炎。当然，非甾体抗炎药、改善病情药物引起的相关肾病也常见。

56. 强直性脊柱炎的眼部和神经系统病变表现有哪些?

（1）虹膜炎：有30%～40%的强直性脊柱炎患者可有反复发作性虹膜炎，而且病程越长越易发生。虹膜炎为非肉芽肿性前葡萄膜炎，一般为单侧性。眼部病变与强直性脊柱炎的严重程度及病情活动性有关，多见于有周围关节炎或尿路感染病史者，若不经治疗，可引起青光眼或失明。个别患者眼部症状可发生在关节症状出现之前。

（2）神经系统病变：强直性脊柱炎可以造成许多神经系统并发症。如自发性寰枢关节脱位，表现为颈部严重疼痛，放射到颞部、枕部或眶后部，椎体塌陷、椎体骨折压迫脊髓可造成截瘫。由于脊椎病变使马尾多数神经根受压迫，因而可发生神经根性疼痛，肌神经分布区感觉丧失，尿失禁，阳痿，会阴部麻木及跟腱反射减弱等。强直性脊柱炎可与牛皮癣性关节炎、赖特综合征、溃疡性结肠炎、克罗恩病和惠普尔病重叠，其脊柱改变与强直性脊柱炎相同，只是增添了重叠疾病的临床表现。

57. 强直性脊柱炎的实验室检查有哪些?

①血常规检查，部分患者可有小细胞低色素性贫血和白细胞增高，淋巴细胞比例稍增加，多数患者在早期或活动期红细胞沉降率偏高，后期则正常；②尿常规检查，可出现蛋白尿；③生物化学检查，多数患者CPK（磷酸肌酸激酶）升

高，亦可有α_2-球蛋白、γ-球蛋白升高，血清白蛋白减少；④免疫学检查，少数患者可有IgG、IgA和IgM升高，总补体升高，95%的患者HLA-B27阳性。

58. 强直性脊柱炎的X线检查中骶髂关节有哪些表现?

早期骶髂关节出现X线改变者占98%～100%，表现X线是诊断本病的重要依据。病变一般在骶髂关节的下2/3处，见关节面模糊、毛糙，骨质脱钙，髂骨侧骨皮质疏松和关节间隙增宽，也可表现为髂骨侧关节周围骨质密度增高。进入第2期，骶髂关节软骨也被破坏，关节间隙增宽，关节面边缘毛糙、不规则。病变进入第3期后，整个关节均受侵犯，关节间隙变窄，边缘呈锯齿状，软骨下可有骨硬化，呈不规则骨质增生。最后骶髂关节由骨桥所连接，关节间隙消失，发生骨性强直，多为两侧同时受累。

59. 强直性脊柱炎的X线检查中脊柱有哪些表现?

强直性脊柱炎的椎体病变往往发生于椎体上角或下角，局部有小范围骨质硬化和破坏是早期X线征象。随着病情的发展，椎体前缘失去正常的凹陷，而出现所谓方形椎体。椎间盘纤维环外层和紧邻椎体前方的软组织发生钙化，钙化可波及前纵韧带的最深层，也可在椎体间形成骨桥。病变一般自尾侧向头侧方向发展，到晚期椎旁软组织钙化和椎体间骨桥形成，脊柱呈竹节状强直，但椎间隙一般保持完整。

60. 强直性脊柱炎的X线检查中髋关节有哪些表现?

X线检查可见早期髋关节部骨质破坏，有时呈穿凿状，关节间隙变窄。晚期髋关节可发生骨性强直。

61. 强直性脊柱炎的X线检查中锁骨及胸骨有哪些表现?

X线检查可见锁骨喙突端有明显骨质破损，严重者呈笔尖状，锁骨下面骨破坏较上面更为明显，伴有喙突锁骨关节增宽。胸骨柄体间关节在结构上和病理上与骶髂关节十分相似，部分患者胸骨柄体关节有边缘糜烂或关节强直。

62. 强直性脊柱炎的X线检查中耻骨与耻骨联合有哪些表现?

在耻骨下缘相当于肌肉附着部位，由于腱鞘骨膜炎的发生，在X线检查时会显示骨质赘生，耻骨缘可被侵蚀。病变与骶髂关节处变化类似，但很少发生骨性强直。

63. 强直性脊柱炎的X线检查中其他部位有哪些表现?

常可见坐骨结节、跟骨的附着点炎。

64. 诊断强直性脊柱炎的1966年纽约标准是什么?

（1）临床标准：①腰部前屈、后仰、侧弯三个方向活动受限。②腰背痛史或现在症状。③第4肋间隙测量胸廓活动度＜2.5厘米。

（2）骶髂关节X线表现分级：0级为正常；Ⅰ级为可疑变化；Ⅱ级为轻度异常，可见局限性侵蚀、硬化，但关节间隙正常；Ⅲ级为明显异常，伴有侵蚀、硬化、关节间隙增宽或狭窄、部分强直等1项或1项以上改变；Ⅳ级为严重异常，表现为完全性关节强直。

（3）诊断：①肯定强直性脊柱炎：双侧Ⅲ～Ⅳ级骶髂关节炎伴1项（及以上）临床标准，或单侧Ⅲ～Ⅳ级或双侧Ⅱ级骶髂关节炎伴第①项或②+③项临床标准者。②可能强直性脊柱炎：双侧Ⅲ～Ⅳ级骶髂关节炎而不伴临床标准者。

65. 诊断强直性脊柱炎的1984年修订纽约分类标准是什么?

（1）临床标准：①腰痛、晨僵3个月以上，活动后改善，休息无改善。②腰椎额状面和矢状面活动受限。③胸廓活动度低于相应年龄、性别正常人。

（2）放射学标准（骶髂关节炎分级同1966年纽约标准）：双侧≥Ⅱ级或单侧Ⅲ～Ⅳ级骶髂关节炎。

（3）诊断：①肯定强直性脊柱炎：符合放射学标准和1项（及以上）临床标准者。②可能强直性脊柱炎：符合3项临床标准或符合放射学标准而不伴任何临床标准者。

66. 国际脊柱关节病评价组制定了哪些强直性脊柱炎评价指标?

国际脊柱关节病评价组（assessment of spondylo arthritis international society, ASAIS）成立于1995年，由各国著名专家组成。目前已制定了一套实用的强直性脊柱炎评价方法，包括主观症状的评价、客观体征的测量方法、反映急性炎症及其变化的疾病活动度、反映疾病影响患者日常活动的功能指数、反映结构破坏的影像学评价等。这些评价指标不仅广泛应用于临床医疗实践，而且也适用于药物的临床试验。

67. 如何评价强直性脊柱炎的疾病活动度?

强直性脊柱炎的病情活动度可用再现性的强直性脊柱炎疾病活动指数（the bath ankylosing spondylitis disease activity index,BASDAI）来评价。评价内容包括疲乏、脊柱痛、外周关节炎、肌腱端炎、晨僵强度和晨僵时间，共由6个问题组成，让患者回答过去1周的症状。前5个问题用视觉模拟评分法（VAS）完成，最高得10分，最后1个问题根据晨僵时间长短而得分，晨僵时间为0分钟、30分钟、60分钟、90分钟和120分钟以上，分别得0分、2.5分、5分、7.5分和10分。

68. 如何评价强直性脊柱炎的肌腱端炎?

Mander肌腱端炎指数（Mander enthesitis index, MEI）是第一个用于强直性脊炎患者肌腱端炎的评价系统（评价66个肌腱端，按疼痛分级：0=无疼痛，1=轻度疼痛，2=中度疼痛，3=拒按或退缩）。但MEI的完成非常费时。Maastricht强直性脊柱炎肌腱端炎评分（Maastricht ankylosing spondylitis enthesitis score，MASES），仅涉及13个肌腱端，分为痛或不痛（0或1分），总积分为0～13分，因此较MEI更方便，但在分数较低时不敏感。13个肌腱端分别是：第1肋软骨（左、右）、第7肋软骨（左、右）、髂前上棘（左、右）、髂嵴（左、右）、髂后上棘（左、右）、第5骶椎棘突（一个）、跟腱附着处（左、右）。

69. 用于评价强直性脊柱炎病情的其他指标有哪些?

（1） 患者的总体评价（patient global assessment,

PGA）：采用10厘米目视模拟标尺，由患者对最近1周所患强直性脊柱炎的状况做出综合评估，用毫米记录。

（2）夜间脊柱痛：脊柱痛的测量方法不能确切区分炎症性疼痛和机械性疼痛。将“最近1周与强直性脊柱炎有关的夜间脊柱痛”作为一个评价项目，可以很大程度上反映炎性疼痛。疼痛的严重程度可以用定性的方法（如轻、中、重）来表示，但用量化的方法VAS可能更为合适。

（3）疲乏是反映强直性脊柱炎病情的一个重要方面，与疾病活动度、功能异常和总体健康有关。没有特异的测量方法来评价强直性脊柱炎的疲乏程度。ASAIS推荐使用BASDAI中第一项：询问患者过去1周感受到疲乏的总体程度（VSA 0～100毫米）。

70. 怎样鉴别强直性脊柱炎?

强直性脊柱炎的病因不明，诊断本病时必须排除以腰痛为主要表现或有骶髂关节炎的其他疾病。腰痛是在人群中极其常见的症状，且引起腰痛最常见的原因不是炎症性而是机械性的。机械性疼痛一般在活动时加重，休息时减轻，不伴扩胸度和脊柱侧弯活动受限，红细胞沉降率常不高，X线检查无骶髂关节炎，借此可鉴别。其他常见的慢性腰痛的原因还有脊柱侧弯或姿势不当，椎间盘突出，退行性椎间盘病变，脊柱结核，原发性骨质疏松，脊椎、骨盆原发或转移瘤，骨盆、腹腔炎症，纤维肌痛综合征，强直性脊柱炎以外的其他脊柱关节病，以及隐性脊柱裂、腰椎骶化等。

71. 什么是强直性骨肥厚?

强直性骨肥厚也称Forestier病或弥漫性特发性骨肥厚（DISH）。最常见于老年人，以前纵韧带肌腱、韧带附着处骨的层状骨肥厚为特征，在X线上很容易和晚期强直性脊柱炎混淆。其他可引起骶髂关节X线异常的疾病还包括骨关节炎、痛风、其他脊柱关节炎、甲状旁腺功能亢进、结核、慢性布氏菌病、化脓性感染、转移瘤、家族性地中海热、偏瘫、复发性多软骨炎、惠普尔病、肠短路手术、佩吉特病、结节硬化症及髂骨致密性骨炎等。

72. 强直性脊柱炎与类风湿关节炎如何鉴别?

二者作为两个独立疾病的主要区别：强直性脊柱炎男性多发，无一例外有骶髂关节受累，脊柱受累自下而上发展，外周关节炎以下肢少数大关节非对称受累为主；而类风湿关节炎女性多见，无骶髂关节炎，脊柱受累只侵犯颈椎，呈对称性，多关节受累，侵犯全身各大小关节是其特点。强直性脊柱炎无类风湿关节炎可见的类风湿结节，血清类风湿因子多为阴性；而类风湿关节炎的血清类风湿因子阳性率占60%～95%。此外，强直性脊柱炎以HLA-B27阳性居多，而类风湿关节炎则与HLA-DR4阳性相关。强直性脊柱炎和类风湿关节炎并不互相排斥，两种疾病发生在同一患者的概率为1/1万～1/20万。国外报道的近50例两者合并的患者均发病较晚，绝大多数的情况是类风湿关节炎比强直性脊柱炎晚发病数年至数十年。据报道，类风湿关节炎合并强直性脊柱炎的患者则以幼年发病者居多，其红细胞沉降率增高，C反应蛋白增高，血小板计数上升的幅度和外周关节骨质破坏程度、关节畸形发生率、骶髂关节炎分级及脊柱受累的程度均甚于各疾病单独出现时的相应情况。

73. 女性强直性脊柱炎有什么特点?

强直性脊柱炎发生在女性常被延迟诊断或误诊。骶髂关节炎在两性中发病率近似，只是重症患者以男性多见。女性的病情较轻，更容易发生外周关节受累，但髋关节较少发病，有时被误诊为类风湿关节炎。国外调查表明，大多数女性患者的病程不受妊娠的影响，对新生儿亦无危害。

74. 幼年强直性脊柱炎有哪些特点?

16周岁以前发生的强直性脊柱炎称为幼年强直性脊柱炎。国外报道幼年强直性脊柱炎的患病率为33/10万。另外10%的成人强直性脊柱炎是在儿童期发病。由于幼年强直性脊柱炎患者早期缺乏成人强直性脊柱炎所具有的腰骶部疼痛症状及骶髂关节炎X线征象，致使诊断发生困难，并常被误诊为幼年类风湿关节炎。迄今幼年强直性脊柱炎尚无统一的诊断标准，归纳临床上有以下特点：①患者发病年龄多在8～16岁。②男性占绝对多数。③几乎都有周围关节受累，并常作为第一症状出现；关节炎起初虽有寡关节非对称性及多关节对称性之分，但均以下肢关节居多，尤其是膝、髋及踝关节。④髋关节受累者多数出现破坏性病变，为本病致残的主要原因，其他关节受累则预后良好。⑤足跟痛及肌腱端炎是本病的主要特征之一，尤其在少关节发病者多见。⑥腰骶部疼痛及骶髂关节炎是本病的主要表现，通常在发病后几个月至几年出现。⑦HLA-B27阳性率可达90%，对诊断本病有意义。⑧类风湿因子和抗核抗体阴性有利于诊断。⑨有脊柱关节病的家族史。

75. 幼年强直性脊柱炎和幼年类风湿关节炎如何鉴别？

幼年强直性脊柱炎多发于学龄期男孩，表现为髋部及下腰部疼痛，常发生急性虹膜睫状体炎，家族中有同样疾病或HLA-B27阳性者。

幼年类风湿关节炎患者全身症状重，如高热、皮疹、全身淋巴结肿大，肝、脾肿大，关节病变较轻。血清免疫学指标异常者较少，起病方式表现不一，有全身型、多关节型和少关节型。幼年类风湿关节炎很少有皮下结节，患者容易出现寰枕关节半脱位，但很少引起严重的神经系统后遗症。

76. 强直性脊柱炎与致密性骨炎如何鉴别？

强直性脊柱炎多见于青壮年男性，慢性炎性腰痛是其最常见的临床表现，常伴外周关节症状，表现为附着点炎，影像学改变为骶髂关节炎，可累及骶骨和（或）髂骨面，关节间隙可变窄，关节面硬化毛糙，可有囊性变。而致密性骨炎多见于青年女性，影像学表现局限于髂骨的骨硬化，在X线片上呈特征性扇形分布区。

77. 晚发型强直性脊柱炎与弥漫性特发性骨肥厚如何鉴别？

两者发病年龄均较大，都可表现为背部疼痛和僵硬感，但晚发型强直性脊柱炎除累及腰椎外，主要以骶髂关节炎为主，实验室检查可有红细胞沉降率和C反应蛋白升高，HLA-B27常阳性。而弥漫性特发性骨肥厚属于骨关节炎范畴，60岁以上男性多见，实验室检查红细胞沉降率和C反应蛋白常正常，HLA-B27为阴性，无骶髂关节炎改变，X线片显示椎体前外侧有大而不规则骨赘形成，椎前侧面韧带流注状骨化，与椎体之间有透亮区存在，此种改变以下胸段最为明显，可有4个以上相邻椎体韧带钙化后形成骨桥。

78. 强直性脊柱炎与腰椎间盘突出症如何鉴别？

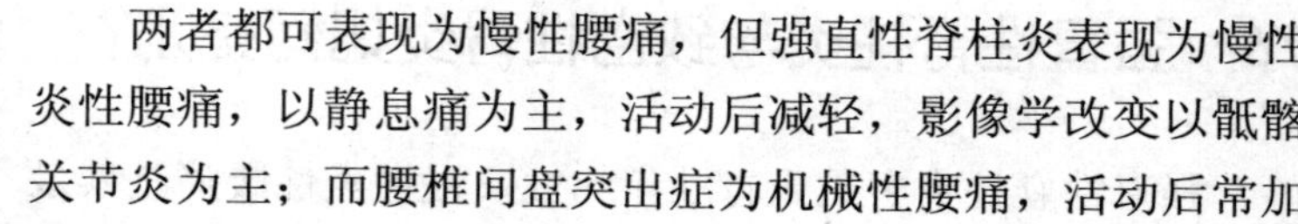

两者都可表现为慢性腰痛，但强直性脊柱炎表现为慢性炎性腰痛，以静息痛为主，活动后减轻，影像学改变以骶髂关节炎为主；而腰椎间盘突出症为机械性腰痛，活动后常加

重，伴下肢沿坐骨神经放射痛，直腿抬高试验和加强试验阳性，腰椎影像学检查提示椎间盘突出改变。

79. 男性和女性强直性脊柱炎有何不同?

（1）发病形式与病情不同：男性起病急、发病早、症状重、病情进展快，预后差，而且伴有发热、乏力、消瘦等全身症状较多。女性则相反。有研究表明，发病年龄女性比男性大6岁，所以说女性发病较晚。

（2）受累关节也不同：男性以腰骶、颈椎、髋关节疼痛及整段脊柱受累多见，女性以腕、肘、膝等外周关节肿痛多见，尤以膝关节及耻骨联合受累多于男性。

80. 强直性脊柱炎的西医治疗有哪些?

目前尚无阻止本病进展的有效疗法，但及时妥善的早期治疗与患者的积极配合可缓解疼痛，稳定病情和预防畸形，减少病残，改善关节功能；后期治疗在于矫正畸形和治疗并发症。

（1）一般治疗：对早期患者，强调从事正常活动，坚持关节功能锻炼与卧床休息相结合，要背靠椅子挺直背坐着，必要时可根据情况挺直腰站立，夜间睡硬板床，不垫枕头，维持良好的姿势和正常身躯，以免脊柱和颈椎变形。重者须卧床休息，在他人帮助下进行充分的锻炼，如各关节活动、扩胸、挺直躯干及深呼吸运动。如畸形进展时，可用支架或器械矫正。

（2）全身治疗：包括解热抗风湿类药物和免疫抑制剂的应用。

81. 目前治疗强直性脊柱炎有哪些药物?

常用于治疗强直性脊柱炎的药物包括非甾体抗炎药、糖皮质激素和改变病情抗风湿药等。

82. 治疗强直性脊柱炎的非甾体抗炎药（NSAID）有哪些?

非甾体抗炎药有消炎镇痛、减轻晨僵及肌肉痉挛的作用，主要用于缓解症状。这类药物应强调个体化。常用的有以下几种。①消炎痛（吲哚美辛）：25～50毫克，每日3～4次。②水杨酸盐类（阿司匹林）：每日用量4～6克。③布洛芬（芬必得）：0.3克，每日2次；④扶他林（双氯芬酸钠）：25～50毫克，每日3次；⑤吲哚美辛栓剂：100毫克，每晚1次。

非甾体抗炎药的不良反应有胃肠道反应、皮疹、肾脏损害、出血时间延长等。

83. 治疗强直性脊柱炎的改变病情抗风湿药有哪些?

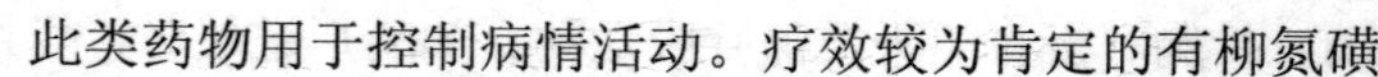

此类药物用于控制病情活动。疗效较为肯定的有柳氮磺

吡啶、氨甲蝶呤及雷公藤总苷。这几种药物可单独或联合应用。其他如来氟米特、氯喹、环磷酰胺、硫唑嘌呤、沙利度胺（反应停）等也试用于强直性脊柱炎，但疗效有待进一步观察。

（1）柳氮磺吡啶（salicylazosulfapyridine，SASP）。

药理作用：在治疗强直性脊柱炎的一线药物中，柳氮磺吡啶是目前使用最为广泛的药物之一。SASP由5-氨基水杨酸和磺胺吡啶通过偶氮键合成，口服后吸收部分在肠微生物作用下分解成5-氨基水杨酸和磺胺吡啶。5-氨基水杨酸与肠壁结缔组织络合后较长时间停留在肠壁组织中起到抗菌消炎和免疫抑制作用。

注意事项：在治疗的过程中要定期监测全血细胞计数，包括白细胞和血小板计数，治疗3个月后可以每月监测1次；从治疗开始也要监测肝功能，但实际意义不大。缺乏葡萄糖-6-磷酸脱氢酶，肝功能异常，肾功能损害，血卟啉症，血小板减少，粒细胞减少，肠道或尿路梗阻者应慎用；应用本药期间，建议保持高尿流量以防结晶尿的发生。

禁忌证：对磺胺类药物过敏者、孕妇和哺乳期妇女、2岁以下小儿禁用。

不良反应：恶心、头痛、呕吐、乏力、溶血性贫血、正铁血红蛋白尿、皮疹、胃肠道不适、白细胞减少和血小板减少、过敏反应、肝功能异常、结晶尿、血尿和管型尿；罕见有胰腺炎、男性精子减少或不育症。

用法和用量：500毫克，口服，2次/日，每周递增直到每日总剂量达到1.5～3.0克，分2～3次服用。

（2）氨甲蝶呤（methotrexate,MTX）。

药理作用：MTX是一种叶酸抑制剂，目前已成为治疗类风湿关节炎的首选药物，同时也用于治疗克罗恩病、恶性肿瘤和银屑病，也在临床上被广泛用于治疗强直性脊柱炎。

注意事项：鉴于MTX对血液系统和肝脏的毒性，在应用MTX前要监测全血细胞计数和肝功能，应用MTX后也要每周监测，直到治疗稳定，以后每2～3个月监测全血细胞计数和肝功能。患者在使用MTX时应该向医生汇报所有提示感染的症状和体征，特别是咽痛。应用MTX过程中，患者如有口腔溃疡或胃肠道不适，可口服叶酸5毫克/周减少MTX的不良反应。

禁忌证：肝功能异常、妊娠期（对于男性和女性都建议在停用MTX后至少3个月不可受孕）、哺乳期、肺出血、急性感染和免疫缺陷者禁用。

不良反应：厌食、腹部不适、肠道溃疡和出血、腹泻、毒性巨结肠、肝毒性、肺水肿、胸痛、肺纤维化、间质性肺炎、过敏反应、荨麻疹、头晕、乏力、畏寒、发热、瞌睡、不适、头痛、性格改变、神经毒性、糖尿病恶化、月经不调、阴道炎、膀胱炎、氮质血症、出血、尿异常、肾功能不全、骨质疏松、关节痛、肌痛、血管炎、结膜炎、视力模糊、皮疹、痛痒、史-约综合征、毒性表皮坏死松解、光敏感、皮肤色素改变、毛细血管扩张、痤疮、疖病、瘀斑。

用法和用量：活动期强直性脊柱炎7.5毫克/周，口服，1次/周，根据反应可调整至最大剂量为10毫克/周。

（3）沙利度胺（thalidomide）。

药理作用：在国内，沙利度胺主要用于治疗麻风病和血液系统肿瘤，目前也证明对强直性脊柱炎有控制病情的作用。基础研究表明，沙利度胺具有特异性免疫调节作用，能抑制单核细胞产生肿瘤坏死因子-α（TNF-α）。

注意事项：鉴于本药对生殖系统的不良反应，用药期间应严格采取避孕措施；由本品所致的多发性神经炎尽管发生率低，但一旦出现手足末端麻木和（或）感觉异常，应立即停药。

禁忌证：孕妇及哺乳期妇女禁用，儿童禁用，对沙利度胺过敏者禁用，驾驶员和机器操纵者禁用。

不良反应：口鼻黏膜干燥、头晕、倦怠、嗜睡、恶心、腹痛、便秘、面部水肿、面部红斑、过敏反应及多发性神经炎。

用法和用量：50毫克，口服，每晚1次，每周递增，总剂量可达到每天150毫克。

（4）来氟米特（leflunomide,LEF）。

药理作用：来氟米特是一个低分子量口服免疫抑制剂，其作用机制是特异性抑制嘧啶的合成。由于激活T细胞需要大量的嘧啶，而来氟米特可特异性抑制嘧啶的合成，因此也就优先抑制T细胞的激活和增殖。来氟米特被批准用于治疗类风湿关节炎。基于类风湿关节炎、银屑病关节炎和银屑病共同的发病机制是T细胞过度活化和增殖，因此LEF具有治疗上述疾病的作用机制。

注意事项：①临床试验发现来氟米特可引起一过性的谷丙转氨酶（GPT）升高和白细胞下降，服药初始阶段应定期检查GPT和白细胞。检查间隔视患者情况而定。②严重肝脏损害和明确的乙肝或丙肝血清学指标阳性的患者慎用。用药前及用药后每月检查ALT，检测时间间隔视患者具体情况而定。③免疫缺陷、未控制的感染、活动性胃肠道疾病、肾功能不全、骨髓发育不良的患者慎用。④准备生育的男性应考虑中断服药，同时服用考来烯胺（消胆胺）。⑤在本品治疗期间接种免疫活疫苗的效果和安全性没有临床资料，因此服药期间不应使用免疫活疫苗。

禁忌证：对本品及其代谢产物过敏者及严重肝脏损害患者禁用。

不良反应：可能引起过敏反应、白细胞下降、肝功能异常、脱发、腹泻、体重下降等。

用法和用量：来氟米特目前在国内治疗类风湿关节炎的剂量是10～20毫克/日，可单独应用或与其他改善病情药合用。在治疗强直性脊柱炎方面，国内外方面尚无适应证，但经验治疗推荐的剂量是10～20毫克/日，可与柳氮磺吡啶、沙利度胺、氨甲蝶呤等联合应用。

84. 强直性脊柱炎在何种情况下需应用糖皮质激素治疗?

糖皮质激素类药物一般不作为常规药物应用于强直性脊柱炎，仅在下列情况时给予。

（1）关节外症状较重，如有急性虹膜炎或葡萄膜炎，或者出现心脏、肺部损害时，考虑使用激素，眼部还可局部给药，并加用免疫抑制剂，如氨甲蝶呤、硫唑嘌呤、环孢菌

素A等。

（2）对非甾体抗炎药过敏，或严重的外周关节炎用非甾体抗炎药无效时，可小剂量口服糖皮质激素或局部注射。

85. 如何使用糖皮质激素治疗强直性脊柱炎?

糖皮质激素用于治疗强直性脊柱炎，一般选用中效激素制剂（如强的松），多起到一个“桥梁”的作用，使患者度过困难时期，同时应用慢作用药维持治疗。强的松每日15毫克左右，疗程少于1个月。

应用大量糖皮质激素引起医源性肾上腺皮质功能亢进症时，患者会出现肾阴虚表现，可应用滋阴补肾之药如旱莲草、生地黄、枸杞子、女贞子、龟板、地骨皮、知母、太子参等。在激素减量时，可出现不同程度的皮质激素撤减综合征，患者会出现肾阳虚的表现，可适当加入温补肾阳药如菟丝子、补骨脂、淫羊藿等，亦可酌加益气活血药如黄芪、党参和丹参等。中西医结合治疗可促进体内肾上腺皮质分泌和减轻激素撤减综合征，能减少撤药反弹现象和帮助巩固疗效。

对于病情复杂的患者，还可加用细胞毒性药，如环磷酰胺、氨甲蝶呤、硫唑嘌呤等，同时要特别注意预防身体各腔道的感染，如口腔、鼻腔、上呼吸道和尿道等。

86. 治疗强直性脊柱炎的生物制剂有哪些?

最近几年以来，大家比较认同的生物制剂是肿瘤坏死因子（TNF）拮抗剂，包括英利昔单抗、依那西普及阿达木单抗。这一类药物最大的副作用是继发感染，包括结核杆菌的感染。目前多数学者认为这类药物有很强的生命力，但仍不能从根本上治疗强直性脊柱炎。

（1）依那西普。

药理作用：依那西普是可溶性的人二聚体融合蛋白，通过与可溶性、膜型TNF及淋巴毒素-α（lymphotoxin-α）相结合，抑制TNF与细胞表面的TNF受体相互作用。

适应证：①国内批准的适应证：中度及重度活动性类风湿关节炎，成人中度及重度斑块状银屑病，活动性强直性脊柱炎。②国外已批准的适应证：中、重度银屑病关节炎，中、重度银屑病，成人和幼年类风湿关节炎（年龄最小可到4岁），强直性脊柱炎。

注意事项：①本品可诱发感染，患者有反复发作的感染史，尤其是老年者，使用本品时应慎重。②在使用过程中患者出现感染，应及时停药并密切观察。③在使用过程中，应注意过敏反应的发生，包括血管性水肿、荨麻疹以及其他严重反应，根据其情况给予抗过敏药物或停药。④使用本品期间不可接种活疫苗。⑤本品曾导致充血性心力衰竭（简称心衰）的患者病情恶化，因此，重度心衰患者不宜使用本品。⑥患者治疗前要接受结核感染筛查（皮肤试验、胸透），对有结核感染或感染可疑者应首先抗结核治疗3个月，再考虑用本品治疗。⑦治疗前要筛查乙型及丙型病毒感染，有活动性者不宜应用本品。⑧在治疗类风湿关节炎时宜与氨甲蝶呤联合应用以提高疗效。

禁忌证：活动性感染、败血症、对本品或制剂中其他成分过敏者，以及孕妇和哺乳期妇女禁用。

不良反应：包括皮疹、罕见的神经脱髓鞘病变、惊厥、皮肤血管炎、阑尾炎、胆囊炎、胃肠炎、胃肠道出血、肠梗阻、肝脏损害、食管炎、胰腺炎、溃疡性结肠炎、呕吐、脑缺血、高血压、低血压、心肌梗死、血栓性静脉炎、血栓、哮喘、气短、化脓性脑膜炎、精神错乱、眩晕、淋巴结肿大、糖尿病、血尿、恶性肿瘤、肾结石、肾功能不全、骨折、滑囊炎、多肌炎、巩膜炎和皮肤溃疡等。

用法和用量：国内批准用于18岁以上的强直性脊柱炎。皮下注射，25毫克，2次/周，或50毫克，1次/周。使用灭菌注射用水稀释。

（2）英利昔单抗。

药理作用：英利昔单抗是人鼠嵌合的单克隆抗体，包括人的恒定区（C区）和鼠的可变区（V区），与可溶性和膜型TNF结合，但不能与淋巴毒素-α相结合。英利昔单抗通过与可溶性和膜型TNF相结合，阻止TNF与细胞表面的TNF受体相结合而发挥其抗TNF的生物学作用。

适应证：①国内已被批准单独或联合氨甲蝶呤治疗活动性类风湿关节炎、强直性脊柱炎、银屑病关节炎。②国外已批准的适应证包括中、重度银屑病关节炎，中、重度银屑病，成人类风湿关节炎、强直性脊柱炎，成人和儿童的克罗恩病。

注意事项：①治疗前、治疗期间和治疗后6个月都要监测感染。②避免中、重度心力衰竭患者应用，如果应用过程中心衰加重或恶化应停止治疗。③神经脱髓鞘病变恶化或恶性肿瘤恶化，应停止治疗。④患者接受英利昔单抗治疗前应评估结核，活动性结核应该应用标准治疗至少2个月以上才能接受英利昔单抗治疗；既往接受过足够的抗结核治疗的患者可以开始应用英利昔单抗治疗，但应每3个月监测结核是否复发；非活动性结核但亦未接受足够抗结核治疗的患者在接受英利昔单抗治疗前应该先进行完整的抗结核治疗；英利昔单抗治疗过程中如果患者出现提示结核感染的症状如持续性咳嗽、体重下降和发热，要注意结核感染。⑤可能发生超敏反应，包括发热、胸痛、低血压、高血压、气短、痛痒、荨麻疹、血管性水肿。据报道超敏反应多发生在静脉输注过程中或在输完后12小时发生，最为危险的是在第一和第二次静脉输注期间或是患者停止应用其他的免疫抑制剂之后。所有患者在输注英利昔单抗后都应该被密切监测12小时并且应准备心肺复苏等抢救措施。此外还要注意迟发性过敏反应的发生。

禁忌证：严重感染者、孕妇和哺乳期妇女禁用。

不良反应：常见的不良反应包括腹泻、消化不良、潮红、胸痛、气短、眩晕、乏力、皮疹、鼻窦炎、出汗、口干；少见的不良反应包括便秘、食管胃反流、憩室炎、心悸、胆囊炎、心律不齐、高血压、低血压、血管痉挛、发绀、心动过缓、昏厥、水肿、血栓性静脉炎、鼻出血、支气管痉挛、胸膜炎、精神错乱、焦虑、紧张、遗忘症、困倦、失眠、阴道炎、脱髓鞘病变、抗体形成、肌痛、关节痛、眼内炎、皮肤色素沉着、瘀斑、唇炎、脱发；罕见的不良反应包括肝炎、肠狭窄、肠穿孔、胃肠出血、胰腺炎、循环不良、脑膜炎、惊厥、神经病变、淋巴结肿大和横贯性脊髓炎；极其罕见的不良反应为心包积液。

用法和用量：静脉滴注。用于18岁以上的强直性脊柱炎：分别在第1、第2、第6周按5毫克/千克体重静脉滴注3次，以后每6～8周按相同剂量静脉滴注；如果到治疗的第6周无效，应终止治疗。

（3）阿达木单抗。

药理作用：阿达木单抗是完全人化的单克隆TNF抗体。体内和体外试验观察到，阿达木单抗与可溶性的TNF结合进而抑制TNF与细胞表面的TNF受体结合以达到其抗TNF作用。尽管还不知道它能否与膜型TNF结合，但是它具有固定补体或激发效应细胞而导致细胞裂解的潜在作用。

适应证：中度及重度活动性类风湿关节炎，18岁及18岁以上成人中度及重度斑块状银屑病，活动性强直性脊柱炎。

用法和用量：用于18岁以上的强直性脊柱炎。皮下注射，40毫克,1次/2周。

87. 强直性脊柱炎能采用放射治疗吗?

因放射治疗副作用较大，容易引起白细胞下降和放射病，现已少用。但小剂量多次照射对缓解症状和延缓畸形发生确有一定疗效。

88. 强直性脊柱炎在何种情况下需外科手术治疗?

外科手术治疗主要用于有明显脊柱侧弯，驼背畸形，髋关节畸形、固定和坏死，以及影响活动的跟骨骨刺的晚期强直性脊柱炎患者。影响视野及胸部、腹部、髎部功能的颈椎病变，神经压迫或者椎间盘病变也是手术适应证。颈椎骨折是急诊手术适应证。

89. 强直性脊柱炎的外科手术治疗有哪些?

对已发生畸形并达半年以上者，可根据情况行手术治疗。

（1）松解术：适用于关节尚能活动，畸形是由于关节周围软组织挛缩造成的患者。常用肌腱切断术和肌腱延长术，必要时可加用关节囊切除术及其他软组织松解术。

（2）骨关节手术：对关节强直是由畸形造成的患者，可施行下列手术。

1）切骨矫形术：在近关节处切骨，然后将肢体置于功能位。此项手术最多用于髋关节畸形。矫正驼背畸形，可用脊椎切骨术，在腰3与腰4部位进行，先切断切除部位的棘突、椎板和关节突，然后以手法将脊柱压直，术后用接骨板内固定棘突或嘱患者在石膏床上休息6～8周。髋关节畸形者不宜采用脊椎切骨术。

2）关节融合术：若关节强直不够坚固，并在活动时产

生疼痛，或关节畸形不能用上述方法者，可采用关节融合术。

3）关节成形术：双侧髋关节均发生强直时，应行双侧或单侧关节成形术。

90. 强直性脊柱炎的对症治疗有哪些?

（1）眼部治疗：为了预防虹膜炎发展为青光眼和失明，可局部或全身应用阿托品和糖皮质激素治疗。虹膜炎需要立即治疗，一般通过扩瞳和糖皮质激素滴眼可获较好控制。对难治性虹膜炎需要全身用糖皮质激素或免疫抑制剂治疗。

（2）心脏病治疗：与其他原因造成心脏异常的治疗相同，有手术指征时，可考虑手术治疗。

（3）肺部并发症治疗：有细菌或霉菌并发感染时，可应用有效的抗生素或抗霉菌制剂。

（4）其他：当颈椎畸形压迫神经时，可手术切除骨板，解除压迫症状。

91. 强直性脊柱炎的中草药疗法有哪些?

强直性脊柱炎属中医的“骨痹”“尪痹”，临床应从肾论治。

（1）肾虚督寒证。

症状：腰骶、脊背疼痛，痛连颈项，背冷恶寒，肢节游走性疼痛、酸楚重着，或晨起腰骶、项背僵痛或僵硬弯曲、活动不利，得温痛减，舌苔薄或白，脉沉弦或细迟。

治法：补肾强督，温经散寒，活血化瘀。

方药：补肾强督治尪汤加减。续断15克，金狗脊40克，淫羊藿10克，炒杜仲15克，鹿角霜（或胶）10克，制附片12克，桂枝10克，骨碎补10～20克，生地黄、熟地黄各12克，赤芍、白芍各10克，生薏米30克， 伸筋草30克，白僵蚕12克，土鳖虫10克，知母15克，麻黄3～9克，干姜6～9克，羌活、独活各10克，草乌9克，防风10克，牛膝18克。指关节痛者加桑枝；脊背疼痛甚者加重羌活；腰痛明显者，加桑寄生30克；肩背发僵者加片姜黄10克；有化热者减草乌为3克；病很久者，加活血药，如泽兰15克或七厘散0.6克内服，一日2次。

临床体会：此证患者素体肾气不足累及督脉。督脉与足太阳经在风门交会，辅助太阳经起卫外作用。督脉通，卫阳振，腠理致密，邪不能犯。当肾气不足，风寒湿邪乘虚而入，郁而不化，影响督脉致气血凝滞，经脉痹阻，故发为腰背疼。临床上除太阳经症状外，还有项背挛急、作冷作痛等督脉受累的特征。正如《黄帝内经》所述："督脉为病脊强反折。"此为强直性脊柱炎的早期阶段，以肾虚为本，寒盛为标，属本虚标实之证。寒邪入肾，内舍于督，故治以补肾强督、祛寒、化湿通络之法。

（2）肝肾两虚，筋骨失荣证。

症状：腰背疼痛，腰骶及项背强直畸形，活动功能障碍，胸廓不张，低热形羸，腰膝酸软，头晕目糊，耳鸣耳聋，畏寒肢冷，阴痿，面色苍白，舌质略红、少苔或薄白，脉沉细数、尺脉弱。

治法：滋补肝肾，壮骨荣筋。

方药：健步虎潜丸合补肾强督治尪汤加减。骨碎补20克，补骨脂10克，羌活、独活各10克，生地黄、熟地黄各12克，赤芍、白芍各10克，白蒺藜10克，山萸肉10克，乌蛇10克，蜈蚣3条，炙山甲9克，威灵仙12克，桂枝12克，络石藤30克，鸡血藤30克，寻骨风10克，松节15克，续断18克，制附片10克，伸筋草30克，土鳖虫9克，炒黄柏10克，红花10克。化热重者加大生黄地用量，另加牡丹皮、忍冬藤、秦艽；湿重者加防己、生薏米、茯苓；痰瘀互结者加半夏、天南星、丹参。

临床体会：强直性脊柱炎的病程长、病变逐渐发展，气血耗伤严重，脏腑功能受到明显影响，特别是肝肾功能损伤严重。督脉属肾，为阳脉之海，肾主骨，肾虚则精少、髓空、骨失荣养，肾督亏虚，阳损及阴，气血凝滞而骨痹难除。肝肾不足，阴虚火旺，久致痰瘀胶结则尪羸不化。正虚邪恋，当以扶正为主，兼以祛邪。

（3）督脉邪壅，久郁化热证。

症状：背脊钝痛，腰、尻、髋部酸着重滞，甚或掣痛欲裂，脊柱强直、畸形、活动严重障碍，形体消瘦，五心烦热，或有低热，口干，肌肉触之热感，肢体喜放被外，不久又怕冷，大便干，小便黄，舌质红、舌苔黄厚而腻，脉象滑数或弦滑数。

治法：益肾壮督，清热活络。

方药：补肾清热治尪汤加减。生地黄18克，续断15克，地骨皮12克，骨碎补18克，秦艽20克，赤芍12克，知母12克，炒黄柏12克，忍冬藤30克，威灵仙15克，羌活、独活各9克，土鳖虫9克，蚕沙10克，络石藤30克，透骨草20克，红花10克，制乳香、制没药各6克。腰痛明显者加杜仲、桑寄生；脊柱僵直、弯曲变形者加白僵蚕、狗脊、鹿角霜；湿热重者加生薏米，另加大炒黄柏用量。

临床体会：此为本虚标实、标邪郁久化热或服温肾助阳药后，阳气骤旺，邪气化热之证。故宜暂投补肾壮督清热之法，候标热得清后，再逐渐转为补肾强督、祛寒活络之法。

92. 治疗强直性脊柱炎的中成药有哪些？

（1）尪痹冲剂：每袋10克，每次1袋，每日2～3次。

（2）益肾蠲痹丸：水丸，每次8克，每日3次，饭后服。

（3）益肾通督片：每次4片，每日3次，饭后服。

（4）全蛇注射液：针剂，每次4毫升，每日2次，肌内注射，1个月为1个疗程，可用2～3个疗程。

93. 强直性脊柱炎的中医特色疗法有哪些？

针灸疗法、推拿疗法、气功疗法、拔罐疗法、心理疗法等。

94. 针灸治疗强直性脊柱炎如何选穴？

因病在脊椎，选穴多在脊椎及两旁，如大椎、陶道、脊中、命门、肾俞、腰阳关、腰俞及环跳等穴。

95. 针灸治疗强直性脊柱炎的原理是什么？

针灸可以疏通经络，调理气血。针灸治病是采用针法和灸法，作用于腧穴、经络，通过经气的作用，调理阴阳，补虚泻实，扶正祛邪，化瘀止痛，从而排除致病因素，达到治疗疾病的目的。另外，针刺还具有良好的止痛效果。

96. 针灸治疗强直性脊柱炎的功效有哪些？

（1）疏通经络：针灸疏通经络的作用就是使瘀阻的经络通畅而发挥其正常的生理作用，是针灸最基本最直接的治疗作用。经络“内属于脏腑，外络于肢节”，运行气血是其主要的生理功能之一。经络不通，气血运行受阻，临床表现为疼痛、麻木、肿胀、瘀斑等症状。针灸可选择相应的腧穴和针刺手法使经络通畅，气血运行正常。

（2）调和阴阳：针灸调和阴阳的作用就是可使机体从阴阳失衡的状态向平衡状态转化，是针灸治疗最终要达到的目的。疾病发生的机制是复杂的，但从总体上可归纳为阴阳失衡。针灸调和阴阳的作用是通过经络阴阳属性、经穴配伍和针刺手法完成的。

（3）扶正祛邪：针灸可以扶助机体正气及驱除病邪。疾病的发生发展及转归的过程，实质上就是正邪相争的过程。针灸治病，就在于能发挥其扶正祛邪的作用。

97. 针灸治疗强直性脊柱炎的适应证是什么?

由强直性脊柱炎引起的颈、肩、腰、腿疼痛及药物引起的胃肠道不适等。针灸也可用于整个机体的调理等。

98. 针灸治疗强直性脊柱炎的禁忌证是什么?

（1）部位禁忌：重要脏器部位不可针，大血管所过之处应禁刺，重要关节部位不宜针刺。

（2）腧穴禁忌：孕妇禁针合谷、三阴交、缺盆及腹部、腰骶部腧穴，小儿禁针囟会，女子禁针石门。

（3）病情危重预后不良者禁针。

（4）大怒、大惊、过劳、过饥、过渴、醉酒者等禁针。

（5）年老体弱者针刺应尽量采取卧位, 取穴宜少, 手法宜轻。

（6）合并有出血性疾病的患者, 或常有自发性出血、损伤后不易止血者, 不宜针刺。

（7）皮肤感染、溃疡、瘢痕和肿瘤部位不予针刺。

（8）眼区, 胸背, 肾区, 项部, 胃溃疡、肠粘连、肠梗阻患者的腹部, 以及尿潴留患者的耻骨联合区针刺时应掌握深度和角度，禁用直刺，防止误伤重要脏器。

99. 针灸治疗强直性脊柱炎有哪些具体方法?

（1）温筒灸疗法：①穴位：阿是穴。②方法：取荆芥、防风、乳香、没药、白胡椒各60克，共为细末，取艾绒500克与药拌匀，分20份。将一份药料制成药柱，置筒中，在患部施灸。每晚睡前灸40～50分钟，20次为一疗程。

（2）麝火灸疗法：①穴位：阿是穴。②方法：取麝火药块（由麝香12克，明雄、朱砂各8克，硫黄210克加工而成）如黄豆大，用镊子夹住，点燃后迅速放在阿是穴上，使之继续燃烧，并用手轻轻按揉灸部周围，减轻疼痛。灸后敷贴用麻油、黄丹熬制的膏药，并同时禁发性食物（如雄鸡、鲤鱼、黄花菜、猪蹄等）。一般每次灸10处左右。灸后第二天，可见灸部起疱，皮肤脱落。在灸处敷贴一张膏药，以后每天换药1～2次，直至伤口痊愈（约40天）。灸后忌生冷、避风寒、禁房事，伤口不宜用水浸泡，防止外伤。孕妇、哺乳期、月经期妇女，伴有严重心、脑、肝、肾疾病或慢性消耗性疾病者，以及湿热型强直性脊柱炎者禁用。

（3）艾条灸疗法：①穴位：命门、阿是穴。②药物制备：取艾绒30克，乳香、没药、丁香、穿山甲、皂角、细辛、桂枝、川芎、独活、杜仲、松香、甘松各1克。将上药粉碎，与艾绒以1∶2的比例拌匀做成艾条。③方法：用悬灸法，直接灸。每日1～2次，10次为1个疗程。

（4）新针疗法：①穴位：华佗夹脊穴。②手法：针刺前先从华佗夹脊穴的起点（第1胸椎棘突下旁开半寸），用拇指向下按压滑动，找出敏感点（压痛甚或有酸、麻、胀感处），然后用1.5～2寸毫针向脊椎方向斜刺，待针下出现电击样或胀麻感传导时，则停止进针，施以相应手法加强针感。按上法在脊柱对侧也刺一针，然后分别拔罐留针20分钟。

100. 针灸治疗强直性脊柱炎应注意什么？

针灸疗法并非万能,应根据情况及时采用综合治疗,才能更有利于患者,也可充分发挥针灸的作用。

101. 推拿疗法治疗强直性脊柱炎的原理是什么？

推拿疗法采用理筋、展筋、揉揿等手法，在穴位和经络循行路线上施术，推于经而通于络，从而疏通阻滞之经络，松解粘连之组织，使患部的无菌性炎症及粘连逐步消除，肌痉挛减轻，关节间隙增宽，使患部气血通畅，防止钙化与骨化发生，及时促进功能恢复。

102. 推拿疗法治疗强直性脊柱炎的功效有哪些？治疗原则是什么？

挤压加摆动类手法，可解凝开滞,促进气血畅通,获“通则不痛”之效。施按摩揉搓手法能温经散寒，用推擦拍击等法可活血祛瘀，使用运动关节类手法则可滑利关节，矫正畸形，恢复关节功能。

推拿疗法治疗强直性脊柱炎早期以和营通络、活血止痛为主；后期以舒筋通络、滑利关节为主。

103. 推拿疗法治疗强直性脊柱炎的适应证是什么？

由强直性脊柱炎引起的全身各关节疼痛及肌肉酸痛等经络不通之症。

104. 推拿疗法治疗强直性脊柱炎的禁忌证是什么？

（1）强直性脊柱炎并发骨肿瘤。

（2）强直性脊柱炎并发感染性、化脓性、结核性脊柱病。

（3）强直性脊柱炎并发开放性软组织及骨关节损伤。

（4）强直性脊柱炎并发伴有危重的心、肝、肾、肺等脏器疾病患者。

（5）患有强直性脊柱炎的孕妇。

（6）强直性脊柱炎并发血友病、精神病、急性传染病等。

105. 推拿疗法治疗强直性脊柱炎的具体操作方法是什么?

（1）部位及取穴：背部督脉及膀胱经、腰背部、骶部、骶髂部、髋关节部；夹脊穴、环跳、秩边、巨髎、髀关、风市、阳陵泉、足三里、绝骨。

（2）手法：按揉法、点法、按法、拨法、拿法、扳法、推法、擦法、髋关节被动运动。

（3）操作：

1）在患者脊柱两侧膀胱经自上而下施按揉法，往返治疗6～8分钟。

2）用点法或按法点按膀胱经腧穴及夹脊穴3～5分钟。

3）用拨法拨脊柱两侧骶棘肌2～3分钟。

（上述3个手法可达到松弛肌肉、解痉止痛的目的。）

4）两手掌重叠自上而下有节律地按压脊柱、胸背、腰骶、骶髂等处，按压时要配合患者呼吸，即呼气时按压，吸气时松开，反复5～8遍。然后一手掌按住腰骶部，另一手托扶一侧大腿，使其后伸，双手同时向相反方向完成腰骶及髋关节的被动后伸，还可以做髋关节的外展、外旋及内旋运动。

5）用点法或按法点按环跳、秩边、巨髎等穴各约1分钟，以酸胀为度。

6）用按揉法施于髋关节及大腿根部2～3分钟。

7）用拿法拿大腿肌肉2～3分钟。

8）做髋关节被动屈伸、外展、外旋运动1～2分钟，以助僵直的髋关节恢复运动功能。

9）指按揉髀关、风市、阳陵泉、足三里、绝骨等穴各约1分钟，以患者自觉酸沉为度。

10）扩胸伸脊法：患者取坐位，两手指交叉屈肘抱于后脑枕部。术者站其背后，以膝部抵住患者胸段脊柱，双手握住患者两肘，做向后牵引及向前俯的扩胸俯仰动作，反复3～5次，这是很有效的扩胸伸脊运动。

11）用肘尖自上而下直推脊柱两侧5～8遍。

12）直擦背部督脉及膀胱经，横擦腰骶部，均以透热为度。

106. 推拿疗法治疗强直性脊柱炎需要注意什么?

对于早期尚未形成骨性强直的患者，推拿治疗可以缓解腰背疼痛，恢复活动功能，对防止畸形发生有积极意义；但对于中、晚期已形成骨性强直的患者，须采取综合措施。因此要明确诊断，制订科学合理的推拿治疗方案。

107. 气功治疗强直性脊柱炎的原理是什么?

气功锻炼通过调心（意念活动）、调身（导引动作）和调息（呼吸吐纳），能使机体功能得到全面调整和加强，通经活络，收清排浊，固肾强脊，健脾祛湿，因此能有效地预防和治疗本病，全面提高人体的素质和抗病能力。

108. 气功治疗强直性脊柱炎的功效有哪些?

用气功疗法治疗本病，可缓解疼痛；抑制炎性反应，消除关节肿胀；预防肌肉萎缩，增加肌肉韧带的弹性和韧性；促进全身血液循环，预防关节的粘连、挛缩和僵硬，保持、改善关节功能，防止和矫正关节畸形。

109. 气功治疗强直性脊柱炎的适应证有哪些?

由强直性脊柱炎引起的腰痛、脊柱僵硬及畸形。

110. 气功治疗强直性脊柱炎时禁忌什么?

一忌蹲坐休息：运动后若立即蹲坐下来休息，会阻碍下肢血液回流，影响血液循环，加深肌体疲劳。严重时产生重力休克。因此，每次运动结束后应调整呼吸节奏，步行甩臂，并做一些放松、调整活动，促使四肢血液回流入心脏，以利还清“氧债”，加快恢复体能、消除疲劳。

二忌贪吃冷饮：运动往往使人大汗淋漓，随着大量水分的消耗，运动后总会有口干舌燥、急需喝水的感觉，然而此时人体消化系统仍处在抑制状态，功能低下。若图一时凉快和解渴而贪吃大量冷饮，极易引起胃肠痉挛、腹痛、腹泻，并诱发肠胃道疾病。

三忌立即吃饭：运动时，特别是激烈运动时，运动神经中枢处于高度兴奋状态。在它的影响下，管理内脏器官活动的副交感神经系统则加强了对消化系统活动的抑制。同时，在运动时，全身血液亦进行重新分配，而且比较集中地供应了运动器官的需要，而腹腔内各器官的供应相对减少。上述因素使得胃肠道的蠕动减弱，各种消化腺的分泌大大减少。它需在运动结束20～30分钟才能恢复。如果急忙吃饭，就会增加消化器官的负担，引起功能紊乱，甚至引起多种疾病。

四忌骤降体温：运动时机体表面血管扩张，体温升高，毛孔舒张，排汗增多。倘若运动后立即走进有冷气房间或在风口纳凉小憩，或图凉快用冷水冲头，均会使皮肤紧缩闭汗而引起体温调节等生理功能失调，免疫功能下降，而招致感冒、腹泻、哮喘等病症。

五忌吸烟：运动后吸烟，吸入肺内的空气混入大量的烟雾，当人体吸入这样带雾空气，将影响人体肺泡内的气体交换，导致人体在运动后因供氧不足而出现胸闷、气喘、呼吸困难、头晕乏力等。

六忌“省略”放松整理活动：实践表明，放松性的整理活动不仅可使运动者的大脑皮层兴奋性及较快的心跳、呼吸频率通过适宜的放松徒手操、步行、放松按摩、呼吸节律放松操等恢复到运动前的安静状态，而且，还有助于恢复肌肉的疲劳感，减轻酸胀不适，并可避免运动健身后头晕、乏力、恶心、呕吐、眼花等不良现象。

111. 气功治疗强直性脊柱炎的具体操作方法是什么?

（1）练功的要领：

1）松静自然：“松”即自己感到轻松愉快，使身体和精神放松，这是练功的第一要领；“静”即闭默无声，与“动”是相对应的。“松”与“静”是相辅相成的，“松”常是“静”的先行，而“静”又可以使“松”加深。但“静”不宜过深，避免睡着或受凉。

2）意气相合：这需要经过一段训练之后才能达到。练功时，用意念活动影响呼吸，渐渐使意念的活动与气息的运行相互配合，使呼吸随着意念活动缓慢进行。在松静的前提下，逐步把呼吸锻炼得自然、缓和、柔细、匀长。

3）动静结合：动静结合是祖国医学理论体系的一个特点，只有动静结合才能相得益彰，起到调和气血、平衡阴阳的作用。

4）上虚下实：练功时上身放松，使意气停留到下部。若下体充实，上体也自然能够虚灵，头脑清醒，故练功时注意锻炼至上虚下实，但以舒适为度，不宜勉强。

（2）锻炼方法：

1）放松功：放松功是有意识地依次注意身体各部位，结合默念“松”字，逐步将全身调整得自然、轻松、舒适，解除紧张状态，排除杂念，安定心神，从而调和气血，协助脏腑疏通经络，增强体质，祛病延年。

a. 姿势：卧式、坐式、站式均可。

b.呼吸：一般自然呼吸，亦可放松与呼吸结合，吸气时注意部位，呼气时念“松”字（也有人认为念“送”字更便于放松）。

c.意念：有三线放松、分段放松、局部放松及吸“静”呼“松”法等。常用的是四线放松法，即将全身分为四条线，依次放松，并配合呼气默念“松”字。步骤如下。①第一条线（两侧）：头部两侧—两肩—两肘—两前臂—两腕—两手十指。意守中指端2～3分钟。②第二条线（前面）：面部—颈部—胸部—腹部—两大腿—两膝部—两小腿—两足背—两足十趾。意守大趾1～2分钟。③第三条线（后面）：后脑部—枕项部—背部—腰部—两大腿—窝部—两小腿—两足底。意守涌泉穴3～5分钟。④第四条线（中央）：百会—会阴。冲刷大脑，纵贯五脏六腑（体腔中轴），然后从会阴分两侧沿大腿长骨骨髓腔至涌泉，每次练功做2～3个循环。⑤局部放松：在四线放松的基础上再单独放松身体的某一病变部位或某一紧张点，默念“松”字20～30次。⑥意守丹田：在局部放松的基础上，意守丹田，呈太极式或撑抱式，自然站立。

2）动功：两脚平行开立，比肩稍宽，双膝微屈，松肩松髋，头身中正，舌尖轻顶上腭，似笑非笑，两目平视，意照全身，由上而下依次放松。呼吸自然，将气沉入丹田，意守丹田。

a.托天拄地：双手劳宫相对似持球状，自体前举至与肩平时，屈肘至胸前合掌，两手上下分开，左手上托，右手下按，掌心突出，意守两手劳宫。双手缓缓收回至胸前，手心相对，再上下分开，右手上托，左手下按，似托天拄地状，如此反复，左右各做3次。

b. 碧海腾蛟：意想自己似碧海中一条蛟龙，灵活，矫健，富有活力。两手掌心向上，自体前抬起，然后翻掌向下向外，旋臂向后，似蛙泳状。双手再自体后，由腋下转向前伸，复掌心朝上。掌心向后时劳宫吸气，转向前时，十指呼气（手指有病者，可同时做逐指依次运动）。躯干脊柱与两臂动作呈反向力，共反复6次。然后身体做前后波浪运动。力发于足踝而至膝、髋、腰、脊、肩、肘、手臂，手臂亦随身体的波动向前后划动，似蝶泳状反复6次。双手自体侧抬起至头顶，向百会贯气，将气贯入丹田。

c. 收清排浊：双手掌心向下自体前缓缓提起，然后下按，意在劳宫，反复3～6次。双手再提至肩平时，掌指上翘90°，以柔力收推3～6次，然后松腕，两臂左右分开呈“一”字形，掌指上翘成90°，坐腕推掌，如法再柔力收推3～6次，两臂自体侧慢慢下落，转掌心朝后，双手向前方抬起，掌心内收再向后下方外推至45°，收推共3～6次。

d. 转膝舒筋：双手掌心向下自后向前抬起至脐平下，按两膝，双膝微微蹲，两膝同时向左、向右、向外、向内各转3～6圈，然后做蹲起动作，下蹲意在膝盖，起时意在涌泉，反复做3～6次，身体直立。

e. 俯仰升降：两臂前伸，两掌心相对自体前捧起，至头顶向百会贯气，沿身体正中至脐部。双手沿带脉移至身体后方，内劳宫对准肾俞，身体后仰，然后身体再前俯，同时沿两腿后外侧向下，按摩足三阴经至两足踝，转向足背，沿大腿内侧上行至脐，按摩足三阴经，同时身体直立，俯仰共做3次。

f. 强腰健肾：双手自脐沿带脉移至身体后侧，外劳宫对两侧肾俞，护命门，腰部做回旋转动，正逆各9次（上身及下肢均不动，只做腰髋、骨盆转动）。然后双手转为内劳宫对肾俞，交错上下搓（搓在脊柱两侧的腰大肌上），上至后屈尽处，下至尾穴，上体及头部随手的动作而左右晃摆，各9次。

g. 熊晃健脾：双手自然下垂体侧，周身充分放松，左膝微屈，身微左晃，左臂向下松垂，同时右臂上提至胸，然后再如法晃至右侧，如此悠缓自然地扭腰晃膀，两足亦相应地虚实变化，节律轻柔，意守丹田或涌泉，共做9次。

h. 通经活络：双足交替互相叩击承山、三阴交、足三里诸穴，再以双手掌心向下置体前固定高度，两腿高抬交替使双手拍击血海穴，要力透肌肉筋脉。

3）辅助功：

a. 托盘运动：①单手托盘：右手上举至头顶上方，掌心向上似托盘，向右前划弧至左前方，再绕经右腋下，自右后再翻转至头顶，环绕一周回至体前（注意手心始终向上）。左臂动作相同，唯方向相反，左右交替进行。②双手托盘：双手同时进行，一侧动作同上，另一侧动作手臂呈拧转前举，仍使手心朝上，先由头顶划圈，翻转回至体前，经腋下向背后再返回，与另一侧手臂同时到达体前。左右交替动作，反复进行。

b. 抻拔脊柱：双手自体侧缓缓抬起至头顶，十指交叉转掌心朝上，用力上托，双臂贴耳，意念脊柱，稍停片刻，转掌心朝下，自百会贯气至丹田。

c. 坚持关节局部按摩：每次按摩100次，每日2次，把疼痛关节搓热，然后在各种位置做环形活动。

d. 撑拔桩：坐位，两臂撑抱式或提水式，两腿向前伸直，足跟尽力前蹬，保持此姿式数分钟。

e. 贴碑桩：将脊贴在墙壁上，两膝屈成90°，保持此姿势1～3分钟。

112. 气功治疗强直性脊柱炎时需要注意的方面有哪些？

要防止受寒、淋雨和受潮，关节处要注意保暖，不穿湿衣、湿鞋、湿袜等。夏季暑热，不要贪凉受露，暴饮冷饮等。秋季气候干燥，但秋风送爽，天气转凉，要防止受风寒侵袭。冬季寒风刺骨，注意保暖是最重要的。

113. 拔罐治疗强直性脊柱炎的原理是什么？

拔罐是借热力排去罐中空气，使罐产生负压吸附于皮肤，使局部充血而达到康复的一种方法。有研究表明，拔罐能温通经络，祛湿逐寒，行气活血及消肿止痛。拔罐能使关节周围的风寒湿邪气透于体表而外泄，改善局部的血液循环，消除致炎物质，加强新陈代谢，从而减轻症状，促进康复。

114. 拔罐治疗强直性脊柱炎的功效是什么？

拔罐疗法可以活血通络、温通经脉，对强直性脊柱炎具有良好的疗效。

115. 拔罐治疗强直性脊柱炎的适应证有哪些？

由强直性脊柱炎引起的全身多处疼痛等。

116. 拔罐治疗强直性脊柱炎的禁忌证有哪些？

（1）体质过于虚弱者不宜拔罐，因为拔罐中有泻法，反而使虚者更虚，达不到治疗的效果。

（2）孕妇及年纪大且合并有心脏病者拔罐应慎重。因孕妇的腰骶部及腹部是禁止拔罐部位，极易造成流产。在拔罐时，皮肤在负压下收紧，对全身是一种疼痛的刺激，一般人完全可以承受，但年老且合并有心脏疾病的患者在这种刺激下可能会使心脏疾病发作。

（3）一些特殊部位不宜拔罐，如肚脐正中（神阙穴）。

（4）局部有皮肤破溃或有皮肤病的患者，不宜拔罐。

117. 拔罐治疗强直性脊柱炎的具体操作方法是什么?

（1）火罐法：腰下部位及上肢部关节炎取大椎、身柱、风门、心俞、膈俞，腰下部及下肢部关节炎取脾俞、三焦俞、大肠俞。先取大小适宜之火罐于主穴处拔4～6罐，然后依据患病部位的不同而选用穴位，每部位拔4～8罐不等。留罐时间为15～20分钟。每日或隔日1次，两周为1疗程，疗程间休息5～6天。

（2）药罐法：取疼痛所处的经络穴位、阿是穴。用直径4～10厘米的竹管，经药汁（透骨草、防风、川乌、草乌、荆芥、独活、羌活、寄生、艾叶、红花、牛膝、桂枝、川椒各100克，煮沸10～15分钟后取汁）煮沸3分钟后，在所选择的治疗部位拔罐。病情较重者，可用密排法。留罐15～20分钟，每日或隔日1次。

（3）针罐法：主穴取大椎，疼痛在上肢者配肩贞、肩髎、肩髃；在躯干者配命门、肾俞（双）；在下肢者配委中、承山。大椎穴只拔罐，不针刺。配穴针刺得气后用闪火法，将针扣留在火罐内，留针、罐15～20分钟。每周3次，10次为一疗程。

（4）刺络拔罐法：取病变关节附近穴位，常规消毒后，用皮肤针叩刺，然后进行拔罐，使拔后皮肉发生红晕或出少量血液。留罐10～15分钟。2～4天施术1次，5次为一疗程。

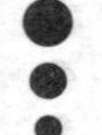

118. 拔罐治疗强直性脊柱炎的注意事项有哪些?

（1）拔罐时不易留罐时间过长（一般拔罐时间应掌握在8分钟以内），以免造成起疱（尤其是合并有糖尿病者，应尽量避免起疱所带来的感染）。

（2）若在拔罐后不慎起疱，一般直径在1毫米内的（每个罐内少于3个），可不用处理，自行吸收。但直径超过1毫米，每个罐内多于3个或伴有糖尿病及免疫功能低下者，应及时到医院处理。

（3）注意罐子的清洁。如每人应专用1套罐具，一般每使用5次后应对罐具进行1次清洗，以防止感染。

（4）拔罐时动作要做到稳、准、轻、快。

（5）拔罐时嘱患者不要移动体位，以免罐具脱落。罐具数目多时，罐具间的距离不宜太近，以免罐具牵拉皮肤产生疼痛，或因罐具间互相挤压而脱落。

（6）选择好部位或穴位。一般以肌肉丰满、皮下组织充实及毛发较少的部位为宜。

（7）拔罐时须保持室内温暖，防止受凉。

（8）初次拔罐者及体弱、年老、紧张者或儿童，宜选择小罐具，且拔的罐要少。同时选择卧位，密切观察患者的面色、神情，询问患者的感觉，以便及时发现和处理意外情况。

119. 怎么运用心理疗法来治疗强直性脊柱炎?

首先患者应承认并接受身患顽疾的现实，坦然面对，做好打持久战的心理准备。不要指望神医从天而降，以一两剂灵丹妙药还你健康。慢性疾病的罹患有其复杂的原因，康复也有相当长的过程，不要抱有侥幸的心理。

同时患者要热爱生活，树立信心；择医慎药，积极治疗。我们永远要相信，只要不是顷刻毙命，就有争取康复的机会。所有慢性病的特点都是病程很长，有一个由轻而重的渐进过程。强直性脊柱炎虽然是顽疾，但是也并非今天得了，明日就瘫痪在床。最终导致丧失劳动能力乃至生活不能自理者，绝大多数都是因为有病乱投医，治疗不得当，变证从生，加重了病情的发展。

我们要相信，只要治疗科学，调养得法，持之以恒，强直性脊柱炎完全有可能达到临床康复。在积极治疗的过程中，哪怕一丝一毫的进步，都会使自己和家人为之振奋。胜利的曙光会给患者带来希望，对保持平稳的心态和乐观向上的情绪将起到关键性作用。

保持正常的心理状态对于预防或者治疗强直性脊柱炎是一项很重要的措施。实践表明，有一些患者是由于精神受刺激、过度悲伤、心情压抑而诱发本病的，还有一些患者是在患了强直性脊柱炎以后，情绪波动又使病情加重的。因此保持心情舒畅对于预防和治疗强直性脊柱炎有重要意义。

120. 强直性脊柱炎的物理疗法有哪些?

物理疗法对患者的康复具有重要的意义。发病后较早和长期地进行康复理疗，有利于保持或恢复肢体功能。经过物理疗法，可缓解疼痛，消退肿胀，改善功能障碍，预防及矫正关节畸形。要根据其病理过程及不同病期，采取不同的方法。

（1）疾病早期为急性炎症期，临床表现为疼痛及功能受限，可选用以下物理疗法。

1）紫外线治疗：每日或隔日1次，3～5次。多个关节交替进行均可。

2）水杨酸离子导入疗法：每日1次，每次15～30分钟，20次为一疗程。

（2）对骨质有改变者，理疗的目的是改善骨、软骨的营养，预防关节强直。

1）短波、微波疗法：属高频电疗法，能深部透热；改善血液循环，增强新陈代谢，促进关节病理代谢产物消散，有利于骨与软骨营养。

2）音频电疗：具有消炎、镇痛、松解组织的作用，并能促进局部血液循环，改善骨及软骨的营养。每日1次，每次20分钟，20次为一疗程。

3）温泉或矿泉水浴疗法：可促进改善关节功能，预防关节强直。

121. 关节强直的强直性脊柱炎患者如何进行物理治疗？

关节功能障碍，严重影响劳动及日常生活者，可选用热水浴或药浴，水温在40℃左右，时间为20～30分钟。对全身关节可用药浴疗法，将中药乳香、没药、冰片、苍术、白芷、五加皮等，加工成粗末浸溶，进行药浴。如能在水中练体操则效果更为理想。

122. 强直性脊柱炎患者在日常生活中应注意什么？

站立时挺胸、收腹或两手叉腰，避免懒散松弛的佝偻驼背姿势；坐时要挺直腰板；写字时椅子要低，桌子要高；卧硬板床，忌用高枕，睡卧时要经常变换姿势，即便有轻度畸形者，经常俯卧也能得到矫正。

123. 低频电疗法治疗强直性脊柱炎的方法有哪几种？

（1）间动电治疗：治疗时一般将阴极置于疼痛部位，采用比阳极小一点的电极，以提高疗效。

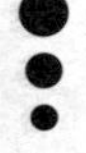

（2）神经肌肉电刺激：此种疗法可明显改善局部血液循环，锻炼肌肉，松动关节，防止关节强直。

（3）经皮神经电刺激疗法：此疗法主要用于止痛。

（4）超刺激疗法：治疗时一般将阴极置于疼痛处，另一电极置于相应的部位以治疗软组织损伤、韧带扭伤或劳损。

124. 中频电流疗法有哪几种？适应证是什么？

中频电流疗法包括等幅正弦中频电疗法、低频调制中频电流疗法、干扰电疗法。适应证为软组织病变、附着点炎、骨关节病变等。

125. 治疗强直性脊柱炎的热作用有哪些？

（1）体表热：主要为红外线疗法。主要用于治疗强直性脊柱炎引起的软组织病变、附着点炎、关节病变。

（2）内生热：

1）短波疗法：主要用于治疗面积较大的浅层肌肉疾病、关节炎和关节痛。

2）超短波疗法：超短波热效应明显，且又有非热效应，故适应证较广，特别对关节肌肉疾病等。

3）微波疗法：本疗法适用于局限性病变，如神经痛及关节肌肉病变等。

（3）磁场疗法：本疗法的适应证为软组织病变、关节病变。

（4）机械波作用：主要为超声波疗法，适应证为关节纤维性粘连、瘢痕、软组织病变等。

126. 物理因子治疗的主要注意事项有哪些？

物理因子治疗由于作用直接，使用方便，以及不良反应少，已成为临床治疗各种关节炎的重要手段。但是，盲目使用，或使用不当可能引起副作用，甚至伤害。以下几个方面应加以重视。

（1）治疗部位的感觉是否正常：几乎所有的物理因子治疗都是通过皮肤作用于人体的，皮肤感觉及反应是否正常，在治疗剂量的选择中起重要作用。如红外线治疗剂量的确定主要是通过皮肤的感觉及皮肤颜色的变化确定的，电刺激及紫外线治疗也是如此。因此，治疗部位感觉缺失、麻醉后感觉未恢复、神志不清、昏迷的患者使用上述治疗时应谨慎，以防止热烫伤或电烫伤。

（2）防过敏：对阳光过敏者，主要是对阳光中的紫外线过敏，故不采用紫外线照射治疗。磁场治疗时，少数患者出现头昏等不适，应停止治疗。极少数患者在直流电治疗后局部皮肤出现湿疹样改变等应停止治疗。

（3）植入心脏起搏器的患者，在进行高频电疗时，如超短波、短波、微波等，强大的电磁波会对起搏器内的电路产生干扰电流或涡流而损坏电路。此外，在一定强度的高频作用下，电子元件可产热引起局部烫伤。因此，植入心脏起搏器的患者应不要进入高频电疗室，禁忌采用高频电治疗。同样，磁场治疗亦禁用于这类患者。电刺激禁忌将两电极一

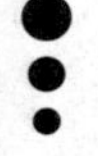

极置于起搏器的电路内，引起起搏器电路脉冲紊乱，将两电极置于其他部位治疗时应谨慎。

（4）对体内有金属物的患者，为避免金属产热导致局部烫伤及磁性金属物在磁场的作用下产生震动，引起松动，应禁用或慎用超短波和磁场治疗。

127. 强直性脊柱炎患者怎样进行运动疗法？

进行运动疗法时，早期应训练患者保持正确的姿势，立位时，双足充分分开站立，两眼平视，挺胸收腹；卧位时，要用硬板床，尽量不要使躯干蜷曲，仰卧时甚至可用毛毯等卷成垫子，放在背下，头部不用枕头，使脊柱稍过伸，防止畸形发展。病情稳定后可开展脊柱功能训练，如躯干伸展运动，膝屈肌及腓肠肌伸展运动，深呼吸运动。每日至少要进行2次。也可采用躯干屈曲体操训练，此训练可以实现多个受累关节的运动，避免关节强直。同时要定期测定吸气和呼气时的胸围差及脊柱前屈时指尖离地的距离，以评定脊柱功能情况。

髋关节受累患者为了预防和纠正髋关节屈曲挛缩，可让患者取俯卧位，腰部抬起，克服髋关节屈曲挛缩，每天1～2次，每次30分钟。为了预防和纠正髋关节内收变形，睡眠时，可在双下肢间夹枕头或沙袋，使髋关节呈外展位。体重超重者应减轻体重，减少髋关节负重。髋关节变形同时可引起脊柱和膝关节变形，不仅患侧，对侧也可以发生，施行运动疗法时应当酌情对症处理。游泳对髋关节是最有益的运动；辅助手段如使用拐杖，可以减轻髋关节负重，避免髋关节面进一步损伤。如果被动运动困难，可以利用牵引架、滑车重锤或借助患者上肢力量来进行牵引训练。

水中运动可以预防及矫正脊柱及其他关节的畸形，加强伸肌群肌力，维持和改善胸部活动，增加肺活量，为配合按摩或牵引等做准备。强直性脊柱炎水中运动的治疗方法如下。①松弛和牵引屈曲和内收肌群：在温度合适的水池中浸泡一定时间后，张力高的肌群可以松弛，牵引髋屈肌和内收肌。但是需要注意漂浮物产生的浮力必须大于约20牛顿才有效。此时，患者主观上应感觉到髋前方有被牵拉感，否则应加大漂浮物，但不宜用两个或两个以上的漂浮物，那样不易控制方向。在牵引一定时间后，让患者用力将漂浮物向下拉几寸，并维持数秒（这种收缩有助于屈肌或内收肌较好地松弛），然后再放松，让漂浮物牵引肢体。这种动作可重复几次，直到关节活动度不能再增大为止。②水面下游泳：水面下游泳适用于肋脊关节有活动性病变的患者。让患者在水面下做俯泳。俯泳时可使脊柱和髋产生伸直动作。更为重要的是每次潜入水面下，都必须先吸气。这样可促进肋脊关节活动，使肺活量随着训练的增多而增加。③颈部运动：让患者背靠池壁。如水深不够，可让患者屈膝，以便水面能达颏部。可结合呼吸进行训练：水面达颏部时呼气（水静压有利于气呼出），然后，伸膝站立，使胸出水面，并同时吸气。颈部被浸泡一定时间后，斜方肌和颈部肌肉都因浸入热水中而得到松弛。此时，即可做颈部的旋转和侧屈运动。水中运动可激励患者的兴趣和活动。需要注意的是，进入池中后，静脉血回流入胸，使胸回血量增加700毫升左右，对肺活量小的患者会产生不利的影响。因此肺活量不到正常值30%的患者，不宜做此治疗。

128. 热熨疗法治疗强直性脊柱炎的功效有哪些?

热熨使特定部位皮肤受热，并借助热力逼热气及药气进入体内,起到舒筋活络、行气活血、散寒祛邪、缓解疼痛的作用。

129. 热熨疗法治疗强直性脊柱炎的适应证是什么?

强直性脊柱炎患者中医辨证多为肾虚督寒，寒湿痹阻。热熨疗法具有温经散寒、消肿止痛、活血化瘀的作用，因此适合强直性脊柱炎此种证型患者治疗的整个疗程。

130. 热熨疗法治疗强直性脊柱炎有什么禁忌证?

（1）对湿热偏盛型的患者应慎用。

（2）合并有出血性疾病如血小板减少性紫癜、过敏性血小板减少性紫癜、月经过多、崩漏等患者忌用。

（3）大血管处、皮肤破损处等禁用。

131. 热熨疗法治疗强直性脊柱炎有哪些操作方法？

（1）坎离砂热熨法：用净铁末50千克、米醋3千克、防风400克、当归300克、川芎400克、透骨草400克，加清水3千克配制而成。本法通过发热，可充分发挥其药物效能，具有良好的镇痛解痉作用和活血化瘀、祛风散寒、止痛消肿等功效。

（2）蚕沙熨法：取蚕沙500克、黄酒200毫升搅拌均匀，分装在2个布袋内，放入开水锅内的竹笼上蒸10分钟，然后取出，趁热熨烙患处或四肢关节；也可应用炒法，将蚕沙炒热后，再加黄酒拌炒，装袋熨烙。

（3）盐熨法：用食盐250克，爆炒加热后，加入陈醋200毫升，随洒随炒，醋全部均匀地加入锅内后，再炒半分钟。然后马上装入布袋，将袋口扎紧，放于患处熨烙。

132. 热熨疗法治疗强直性脊柱炎的注意事项有哪些？

（1）热熨法主要用于治疗各种寒证，故证属湿热型的强直性脊柱炎患者慎用。

（2）对合并有高血压、心脏病的患者，应当逐渐加温，剧热易致病情恶化。

（3）操作过程中，医生要经常检查熨物的温度是否适宜，熨包是否破漏，患者的皮肤有无烫伤、擦伤等，并询问患者是否有头痛、头晕、恶心、心悸、心慌等感觉，如有不良反应，应立即停止治疗。

（4）热熨后当避风保暖，静卧休息。

133. 热敷疗法治疗强直性脊柱炎的功效有哪些?

热敷疗法的优点是有药物和热敷双重作用。热敷能使局部血管扩张，血液循环改善，代谢增强，促进局部代谢废物的吸收和排泄，并有缓解肌肉痉挛，促进炎症和瘀血吸收及祛风散寒、舒筋活络、消肿止痛等多种作用。

134. 热敷疗法治疗强直性脊柱炎有什么禁忌证?

（1）当伴有关节红、肿、热、痛时，禁用热敷。

（2）强直性脊柱炎易合并虹膜炎，如果急于热敷，可使眼睛局部血液循环加速，出血加重，眼睛越来越红。又因局部温度升高，有利于细菌的繁殖和使分泌物增多，会进一步加重眼病。

（3）患有皮肤湿疹时，也禁忌热敷。

135. 热敷疗法治疗强直性脊柱炎有哪些方法?

中药热敷法更适用于寒邪偏盛型的强直性脊柱炎。可酌情选用性味温热之药，如全当归、木瓜、羌活、赤芍、白芷、片姜黄、独活、天花粉、怀牛膝、威灵仙、防风、马钱子等，具体形式有多种。

（1）药包热散：将选好的药物在砂锅内或锅内煮热，用布包裹，敷于患病部位或穴位。每次热敷时间不宜超过30分钟，每日2次。

（2）药饼热敷：将药物研极细末，加入适量面粉做成饼状（或蒸或烙），或者是用面粉蒸饼，将药物细末撒于热饼上，再将药饼敷于患病部位或穴位，凉后即换。

（3）药末热敷：将选定的药物共研细末，或将所选用的药物捣烂，包好蒸热，直接敷在患病的部位或穴位上。

（4）药液热敷：将药物煎熬后，用纱布蘸取药液，直接敷于患病部位。一些临床常用的外涂药水也可用来热敷，例如，将舒筋止痛水、麝香正骨酊等均匀喷于患病部位，先行手法揉擦1～2分钟，再将电热护颈置于患处，进行加热，加强疗效。

（5）药渣热敷：将选好的药物煎煮，去汁存渣，用其药渣热敷于患部，并施盖纱布等物或用热药汁淋洒，以防散热太快。

（6）药酒热敷：将所用的药酒加热，用纱布或棉花蘸取药酒，直接敷于患病部位。

136. 热敷疗法治疗强直性脊柱炎的注意事项有哪些?

（1）注意热敷温度，以患者能耐受、避免烫伤为度。

一般建议将温度控制在45～50℃。

（2）应用过程中，如感到不适或局部有不良反应，应立即停止使用该疗法。同时，注意防止患者出汗过多而致虚脱。

（3）外用药水一般药性比较猛烈，对皮肤有一定的刺激，因此，热敷时间不应过长。热敷过程如出现皮肤烧灼、刺痛等感觉应立即停止，以免皮肤起疱。

（4）妇女月经期、妊娠期禁用热敷。

（5）过敏者、危重疾病患者、严重心脏疾病患者禁用热敷，出血疾病者禁用热敷。

（6）血压高时禁用热敷，热证疾病禁用热敷。

（7）做完热敷注意保暖，防止受寒着凉。

（8）热敷药使用时间不能过长，以免变质，需一天一换。

（9）患者做完热敷，要饮足量温开水，以提高药效。

（10）做热敷1个疗程后，病情没有改善的患者应立即停止热敷，改用其他方法。

137. 中药熏洗/熏蒸疗法治疗强直性脊柱炎的功效有哪些?

中药熏洗疗法可温经通脉、软坚散结、活血祛瘀、散寒止痛、祛风除湿、舒筋强骨等，通过药力结合热力，可使药物作用发散，直达病所，气血运行，经脉流畅，既驱邪外出，又减轻症状，达到通则不痛和标本兼治的目的。

138. 中药熏洗/熏蒸疗法治疗强直性脊柱炎有哪些禁忌证?

（1）合并有急性传染病、严重心脏病、严重高血压病等，均忌用全身熏洗/熏蒸。

（2）合并有慢性肢体动脉闭塞性疾病，严重肢体缺血，发生肢体干性坏疽者，禁止使用中高温（超过38℃）熏洗/熏蒸。

（3）妇女妊娠和月经期间，均不宜进行熏洗/熏蒸。

（4）饱食、饥饿，以及过度疲劳时，均不宜熏洗/熏蒸。

139. 中药熏洗/熏蒸疗法治疗强直性脊柱炎有哪些方法?

药物组成：当归、川芎、独活、狗脊、木瓜、杜仲、伸筋草、川椒、制乳香、制没药。

制作：使用时将药用纱布包后放入大号砂锅中，加水200毫升浸泡30分钟，文火煎沸20分钟后将药液倒入熏洗床的贮槽内，加入食醋100毫升。

方法：患者暴露其脊柱及骶髂部周围，仰卧于床上，上盖棉被保暖熏蒸，待药物不烫手时，用棉布擦洗患处，边洗边按摩，使药力充分到达患处。

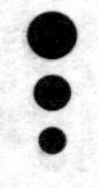

每次熏洗时间一般在40分钟左右，也可根据患者体质情况适当调整。熏洗时避免再染上风寒。每日熏洗2次，1剂可

洗2天，再次使用时适量加水煎沸即可，每30天为1个疗程。

140. 中药熏洗/熏蒸疗法治疗强直性脊柱炎的注意事项有哪些?

（1）冬季熏洗/熏蒸时，应注意保暖，夏季要避风。

（2）药汤温度要适宜，不可太热或太冷。

（3）注意汤药的保存，以防变质。

（4）在全身熏洗/熏蒸过程中，如患者感到头晕不适，应停止熏洗，卧床休息。

（5）如熏洗/熏蒸无效或病情反而加重者，应该改用其他方法。

（6）熏洗/熏蒸所用器具要保持清洁，以防感染。

（7）药物可连续煎煮使用2～3天。

141. 中药外敷疗法治疗强直性脊柱炎的功效有哪些?

中药外敷法治疗强直性脊柱炎是以中医学为理论基础，根据不同的病证，选择相应的药物，制成膏、丹、丸、散、糊、锭等制剂，敷于相应的体表部位或穴位上，通过药物的经皮吸收或对体表部位及穴位的刺激，来调节人体气血津液、经络脏腑等的功能，具有舒筋活络、祛瘀生新、消肿止痛、清热解毒、拔毒等功效。

142. 中药外敷法治疗强直性脊柱炎有哪些禁忌证？

（1）孕妇禁用。

（2）对外敷药过敏者禁用。

（3）局部皮肤破损者慎用。

143. 中药外敷法治疗强直性脊柱炎的操作方法是什么？

（1）准备工作：备好敷料和工具，包括胶布、隔离纸、滤纸、绷带及电磁炉、平底锅、捣臼、刮匙、剪刀（或裁刀和石料台面）（图1）。

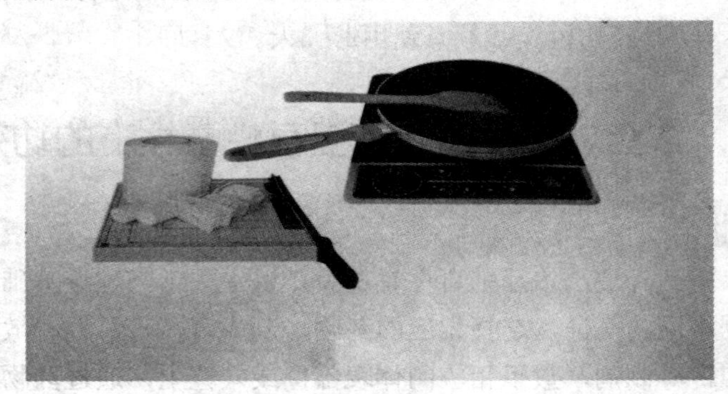

图1 敷料和工具

（2）备好赋形剂（调料、基质）：一般用温水、酒（白酒、米酒）、食醋、蜂蜜、饴糖、凡士林、香油、茶水或药汁等（图2）。

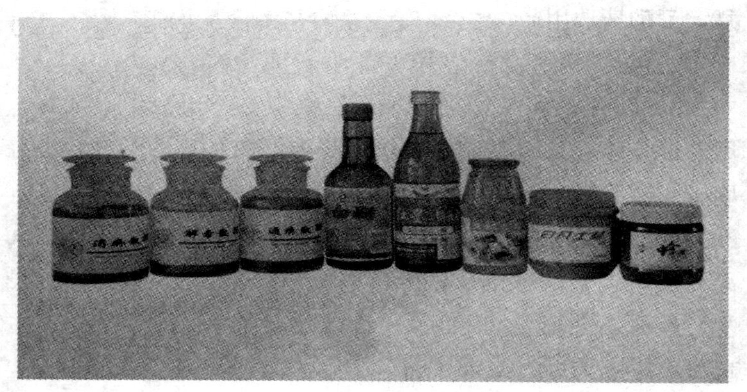

图2　赋形剂

（3）药物制备：将所用饮片研成80目或100目细末（药散），分装后密封保存。或将鲜药洗净后放在捣臼中捣烂呈泥状。

（4）操作程序：

1）辨证选择方药。①偏寒湿证型：关节冷痛、重着，昼轻夜重，遇寒痛增，得热稍减。用黄荆子、紫荆皮个8份，全当归、木瓜、丹参、羌活、赤芍、白芷、片姜黄、独活、天花粉、怀牛膝、威灵仙、木防己、防风、马钱子各2份外敷。秦艽、川芎、连翘各1份，甘草半分外敷。②偏湿热证型：关节胀痛、红热、活动不利。用大黄、黄柏、姜黄、白芷、制南星各5份，苍术、厚朴、陈皮、甘草各1份，花粉10份外敷。赋形剂选用鲜药汁、蜂蜜、茶水、香油等。黄芪、防己、牛膝、白芍、丹参、徐长卿、当归、川芎、延胡索、鸡血藤、穿山甲、蕲蛇等可以有效缓解疼痛，熟地黄、骨碎补、续断、丹参、血竭、自然铜等能促进软骨修复，可酌情选用。

2）根据病情需要选用赋形剂1种或几种。

3）将散剂和赋形剂放于平底锅中，于电磁炉上加热，用刮匙反复搅动，调制成糊状，将调好的散剂冷却到合适温度（<42℃）。

4）裁取大小合适的胶布，将贴纸向两侧揭开，垫上隔离纸，将调好的散剂放在隔离纸上用刮匙摊平，厚度约2毫米，摊药时四周留边2厘米，药面盖上滤纸。简便操作时，也可不用隔离纸、滤纸（图3）。

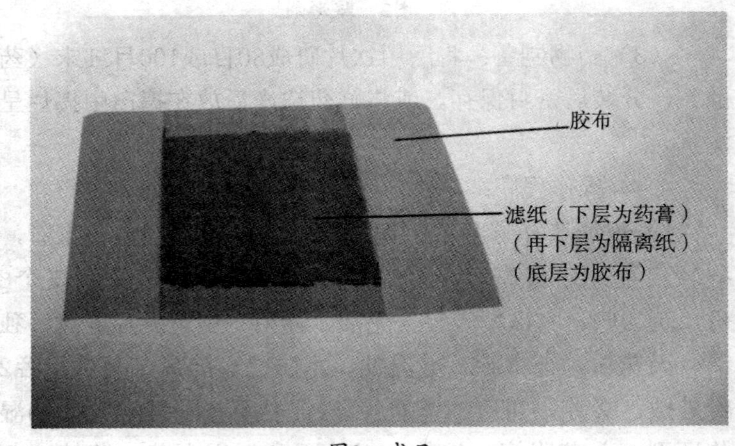

图3　成品

5）清洁患处皮肤，将药面朝皮肤敷贴于伤病处，向两侧牵拉，除去胶布贴纸，并将四周按压贴紧。

144. 中药外敷法治疗强直性脊柱炎有什么注意事项？

（1）调药宜随调随用，敷药温度根据病情、病程而定，需防烫伤。敷药一般每天1次，每次敷6小时左右（过久易引发皮肤过敏）。

（2）敷药后皮肤可能出现色青、起疱等改变，停止敷药后一般能恢复正常。

（3）在敷药过程中，让患者采取适当的体位，并包扎固定好，以免药物流洒别处。亦应把握好温度，以免烫伤皮肤。

（4）敷药疗法虽然相对安全，但对一些特殊患者，如合并有严重高血压、心脏病者，要密切注意其敷药后的反应，如有不适感应及时中止治疗，并采取相应的处理措施。

145. 什么是淋浴疗法？淋浴疗法能够治疗强直性脊柱炎吗？

淋浴疗法是通过在水中或药液中沐浴来治疗疾病的一种方法，有冷水浴、热水浴、温水浴、药水浴、海水浴、蒸汽浴等多种方式。本法具有温通经络、活畅气血、化瘀舒筋的功效，对于强直性脊柱炎具有良好的功效。

146. 使用淋浴疗法有哪些禁忌证？

（1）合并有急性发热性疾病、急性传染病、高血压及严重心肾疾病等患者不宜使用。

（2）妇女在月经期、孕期不宜使用。

（3）合并有皮肤过敏、严重贫血和有出血倾向的患者不宜使用。

147. 淋浴疗法治疗强直性脊柱炎需要注意什么？

（1）治疗前应了解患者全身情况，如有发热、全身不适、月经期等情况，宜暂停治疗。

（2）饱食及空腹时不宜进行治疗。

（3）治疗室应有良好的通风和保暖设备。更衣室内温度不应低于22℃。温水和热水浴室内温度不应低于25℃。

（4）盐水浴及药物浴治疗结束后，用温水淋浴或盆浴洗净擦干，适当休息后方可离去。

148. 什么是日光浴？日光浴能治疗强直性脊柱炎吗？

日光浴是一种利用日光进行锻炼或防治慢性病的方法，主要是让日光照射到人体皮肤上，引起一系列理化反应，以达到健身治病的目的。

阳光中的紫外线能将皮肤中的脱氢固醇变成维生素D，可改善钙磷的代谢，防治佝偻病；另外，紫外线还可以抑制和杀灭皮肤表面的微生物，起到防病治病的作用；阳光中的

红外线能提高人体局部温度，扩张血管，促进新陈代谢和组织再生，并能消炎镇痛。因此，强直性脊柱炎等关节疾病，经过日光浴锻炼都能收到不同程度的疗效。

149. 什么情况下不能运用日光浴治疗强直性脊柱炎？

（1）合并有严重的心脏病、肺结核、发热及出血性疾病等患者，禁用日光浴。

（2）不能在气温太低的时候进行日光浴。

150. 强直性脊柱炎患者怎样进行日光浴？

一般用直接照射法，可取卧位或坐位，必须按照循序渐进的原则，逐渐扩大照射部位和延长时间，使人体逐渐适应日光的刺激。一般先照射下肢和背部，然后照上肢和胸腹部；要保护头部和眼睛免受照射，可用毛巾、草帽遮头并戴太阳镜。照射时间应根据海拔高度、季节和照射后个体反应来掌握。例如，高原比平原日光强，含紫外线多，照射时间应短；夏季中午的日光最强，照射时间应短，冬天日光中紫外线量约为夏季的1/6，照射时间可适当延长。一般采取全身日光浴，也可根据病变部位的不同，采取背光浴、面光浴、部分肢体浴等。全身日光浴要求赤身裸体，并不断地翻转身体，使身体各部分能充分地接受日光的照射。局部日光浴者可用雨伞或布单遮挡。每次日光浴后可用35℃的水淋浴，然后静卧休息，一般连续20天左右。日光浴一般从5分钟开始，以后可每次增加5分钟，若全身反应良好，可延长到1～2小时。日光浴的地点要清洁、平坦、干燥，在绿化地区则更好；不宜在沥青地面或靠近石墙处进行，以免沥青蒸气中毒和辐射热太高。

151. 使用日光浴有哪些注意事项?

（1）照射中如有恶心、眩晕、烦热等反应，应立即中止，到阴凉处休息；以后再照射时应适当减量。

（2）日光浴后出现疲劳、失眠、食欲不振，可能为日光的蓄积作用，应休息几天，待症状消失后再继续照射。

（3）每次日光浴前，最好先做短时间的空气浴，日光浴后用凉水擦身。

（4）照射的时间要根据体质的强弱而定，虚弱者时间宜短些，强壮者、慢性病患者照射时间宜长些。头部要注意遮挡，以免引起头晕、头痛。

152. 蜂针疗法治疗强直性脊柱炎有哪些功效?

蜂针疗法治疗强直性脊柱炎是利用蜜蜂（工蜂）的螯针刺于人体的经络穴位，通过蜂针液（蜂毒）的药理作用和经络穴位的调整作用防治疾病的一种方法（图4）。

蜂针治疗兼有针、药、灸三种作用。

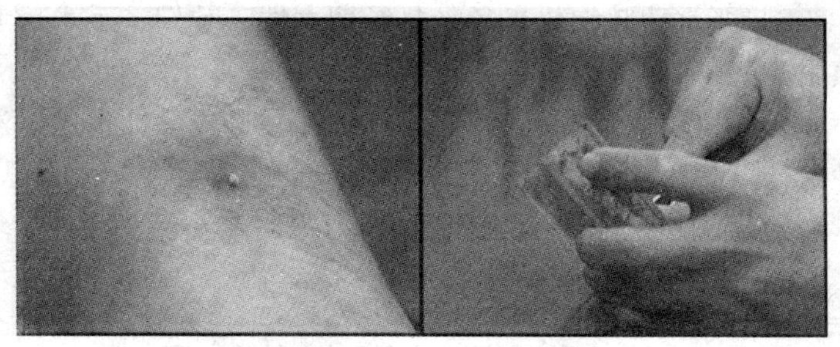

图4　针刺后皮肤改变（左）和蜂针（右）

（1）蜜蜂的螫针能刺激人体的经络穴位，以疏通经络，调和气血。

（2）蜂针中有蜂针液，进入人体后可发挥一系列药理作用，起到抗菌消炎、止痛消肿、调整免疫等功效。

（3）被蜂针针刺后，局部充血红肿，皮肤温度升高，具有温灸效应，可达到温经通络、扶正祛邪的作用。

153. 蜂针疗法的适应证和禁忌证有哪些?

（1）适应证：蜂针疗法是将蜂毒的药理作用与针灸学原理相结合的一种疗法。临床已探明蜂针疗法对于类风湿关节炎、风湿性关节炎、强直性脊柱炎、神经痛等痹痛疾病及某些骨关节疾病有止痛、消肿等作用，有一般药物无法比拟的疗效，逐渐为医家所重视。

（2）禁忌证：

1）心、肺功能衰竭，肝、肾功能障碍者。

2）严重过敏反应患者，体虚难以接受者。

3）严重动脉硬化患者、月经期女性、孕妇、手术后者慎用。

4）淋巴结持续肿大、疼痛，蜂针减量或停针也难以消肿者。

5）血压过高、有高血压危象者。

6）低血压患者。

154. 蜂针疗法治疗强直性脊柱炎是如何操作的?

（1）直刺法：将需要治疗的局部皮肤消毒后，用镊子夹着活蜂腰段，对准穴位或痛点，由于蜂受到刺激有自卫的本能反应，自然将尾针刺入，蜂毒通过螯针注入人体。若蜜蜂不放蜂刺时，可轻压蜂的胸部。一般留针10～20分钟后将蜂刺拔出。

最初治疗量一般由1～2只蜂开始，每天增加一只，但如遇严重过敏反应，如发热、全身风疹等症时，应减量或维持在2～3只蜂的水平，待度过蜂毒的过敏期后，再逐渐加量。

过敏期以后所用蜜蜂只数视患者的体质和病情而定，每天8～15只。

每日或隔日治疗1次，15次为一疗程。每疗程之间休息3天至1周。

（2）散刺法（图5）：用镊子将蜂螯针从活蜂尾部拔出，夹持住蜂针，在患部找与疾病相关的经脉、腧穴点刺，即出，一般镊不离针，随刺随拔。一只蜂针分刺三五点，多至十几点，最后可将蜂刺留针几分钟。

此法为散刺、轻刺、浅刺，痛苦很少，易于接受。拔蜂刺时，用牙科或眼科镊，夹住蜂刺的上1/3与下2/3交界处，夹的部位太靠上易夹住毒囊，太靠下易夹伤蜂刺。夹蜂刺时用力要均匀，用力太大会损伤蜂刺，用力太小易使蜂刺滑落。蜂刺拔出后要即时使用，否则会使蜂毒大量排出而失去治疗的作用。注意散刺时用力要适中，刺要垂直，否则蜂刺会断，无法刺入其他点。

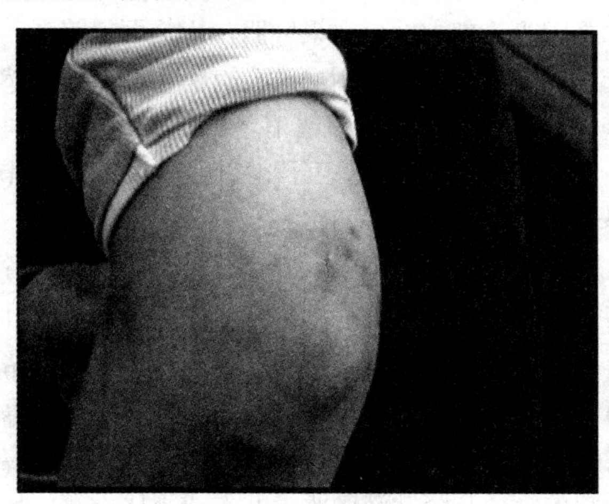

图5　散刺法

本法适用于畏痛者、高敏体质患者。散刺法治疗可以减少过敏产生的机会。

（3）点刺法：与散刺法相似，但每针1穴，镊可离针，留针几秒。该法仅能刺3～5点。适用于畏痛者、高敏体质患者、蜂毒疗法的初期及面部等。注意要点同散刺法。

155. 蜂针治疗的注意事项有哪些?

（1）注意治疗的时间与部位：蜂针疗法虽然对许多疾病有良好疗效，但并非任何时候与部位均适宜蜂针治疗。初期及未过反应期的患者，宜用少量蜂针；已度过反应期的患者，蜂针用量不可过大。同时要注意蜂针治疗的部位。在头面部穴以少刺为佳，一是因为在头部，反应较大且迅速，尤其是未过反应期的患者，易产生强烈反应，影响生活与工作；二是因为头部穴针后如果肿胀，影响面部美观；三是因为蜂针刺后大部分人的针刺局部会有色素沉着，虽然该色素沉着是可消退的，却不易很快消退。初期反应期间，以肌肉丰富处及四肢伸侧面为佳，因针刺屈侧面，尤其是关节部位，易妨碍关节的活动，影响生活。

（2）严格控制使用的蜂针量：使用蜂针疗法时蜂针量并非多多益善，任何药物多则为毒，少则为药。蜂针疗法亦如此，适量蜂针可治人，多量蜂针可杀人。必须严格控制蜂毒与蜂针只数，即蜂量。蜂针量不应该贪多求快，人体的耐受性是有一定限度的，并不是蜂针量越多，病就越容易好。蜂针治疗的疗效与蜂针液刺激量并不成正比，有的患者每次1～2只蜂针就可见效，但有的患者50～60针似乎也难以见效。蜂量过大，可影响机体的免疫功能，超过机体的解毒能力，易出现过敏反应。

（3）防止不良反应产生：对于接受蜂针疗法的患者，治疗前要消除其紧张。对过饥、过疲、大汗、重病体虚、大失血、血糖低等情况的患者，要防止晕针等不良反应。如遇瘙痒，不应用手去抓挠，以免损伤皮肤，造成感染。为避免过敏反应的发生，在初期的反应期内，应在蜂针治疗后，让患者在蜂疗室内留观30分钟，如出现反应可即时对症处理。

（4）严重过敏患者应即时送医院处理。

（5）正确对待过敏反应，坚持治疗，取得疗效。

（6）要帮助患者消除对蜂针疗法的恐惧心理，让其树立信心，坚持治疗才容易出现良好的疗效。对于初期的过敏反应，医生应该尽量避免，尤其是严重的反应；同时，让患者意识到这些反应只是暂时的，坚持治疗反应就会减弱，甚至消失。尤其是对一些顽固性疾病，更不是一朝一夕就能治愈的，而要经过较长的时期，才可见明显效果。

156. 蜡疗法治疗强直性脊柱炎有什么功效?

蜡疗是一种利用加热的蜡敷在患部，或将患部浸入蜡液中的理疗方法。现代蜡疗技术治疗强直性脊柱炎是把中药与蜡疗有机地结合在一起，可加强细胞膜通透性，减轻组织水肿,产生柔和的机械压迫作用，使皮肤柔软并富有弹性，能改善皮肤营养，加速上皮的生长，具有镇痛解痉作用。蜡疗的功效和作用主要表现以下几个方面。

（1）温热作用：由于石蜡具有热容量大、导热系数低、保热时间长等特点，蜡疗时蜡疗区局部皮肤毛细血管扩张，充血明显，热透入可达皮下0.2～1.0厘米，局部汗腺分泌增加，致使局部大量出汗。由于蜡疗具有较强而持久的热透入作用，故有利于血肿的吸收，加速水肿消退，并能增强网状内皮系统的吞噬功能，提高新陈代谢，故其也具有消炎作用。通过温热的局部效应，可达到促进血液循环、消炎、镇痛的作用，还可以增加胶原纤维组织的可延伸性，软化瘢痕和粘连的结缔组织，有利于对挛缩关节进行功能锻炼，增加关节活动范围，还能使皮肤增加弹性和柔韧性，防止皮肤松弛和形成皱纹。蜡疗时，患者皮肤会略有灼热感，但不久即代之以舒适的温热感觉，这种温热感觉可延续至蜡疗结束后数小时。一般机体的全身反应很轻微，仅限于心率轻度加快、出汗、略感疲乏软弱。而对于敏感性皮肤、体弱、神经质的患者，或大面积蜡疗时，偶可引起一系列不良反应，如皮肤过敏或虚脱。

（2）机械作用：由于石蜡具有良好的可塑性及黏稠性，能与皮肤紧密接触。在冷却过程中，其体积缩小，对皮肤及皮下组织可产生柔和的机械压迫作用，既可防止组织内淋巴液和血液渗出，又能促进渗出物的吸收，消除肿胀。

（3）化学作用：石蜡中的化学成分能刺激上皮组织生长，有利于皮肤表浅溃疡和创伤的愈合。

157. 蜡疗法治疗强直性脊柱炎有什么禁忌证?

（1）活动性结核者。

（2）有出血倾向者。

（3）有感染性皮肤病者。

（4）恶性肿瘤患者。

158. 蜡疗法治疗强直性脊柱炎的操作方法是什么?

（1）中药蜡饼法：治疗前先清洁皮肤，并仔细擦干，多毛处需先剃毛。将熔化的石蜡倒入方盘，蜡液厚度为1～1.5厘米，待其自然冷却至表面温度为45～55℃、外层凝固、内部仍呈半液体状态时，用小薄铁铲沿边缘将石蜡与方盘壁分离开，然后将方盘翻过来扣在大于方盘的塑料布上，轻叩盘底蜡饼即可脱出，用塑料布包裹。在患者患处皮肤上敷上中药，用棉纸和纱布包裹固定，将蜡饼敷于中药外层，外加毛巾固定，保温30～40分钟去掉蜡饼，中药保留6～8小时，每天一次。

（2）刷蜡法：用毛刷醮少量45℃左右的蜡液，迅速刷于患部，待蜡冷却凝成薄膜后再继续刷蜡，直至蜡膜厚度达0.5厘米，再敷上半凝固状蜡泥至2厘米厚度。固定与保温方法同蜡饼法，治疗时间30～40分钟。此方法适用于腰、背、腿、四肢，能使患部同时受到温热和机械压迫作用。

（3）浸蜡法：适用于手、足部位。将蜡液温度降至60℃左右，将手或足浸入蜡液，再迅速提起，首次浸入时可能有轻微灼痛感。可备一小桶25～30℃的清水，灼痛明显时立刻将肢体浸入清水中，石蜡便立刻凝固形成蜡膜，再将肢体浸入蜡液中，如此反复3～4次，蜡膜逐渐变厚，便可反复浸蜡，直至蜡膜厚度达1厘米左右时，包塑料膜及毛巾保温。前一两次浸蜡尽量要深，后面浸蜡时高度应低于首次水平，以防烫伤无保护层的皮肤。手部治疗时应将手指分开。

每次可进行30～40分钟。

（4）中药蜡泥法：将60℃左右的熔化石蜡倒入方盘至1/2满，加中药粉慢慢搅拌均匀，药粉量为方盘的1/3量，待蜡泥温度降至45～50℃时，直接将蜡泥涂抹在患处，厚度为1～1.5厘米，保温30～40分钟。

159. 蜡疗法的注意事项有哪些?

（1）蜡疗时易出汗，治疗前注意补充水分。

（2）治疗过程中如有不适及时告知护理人员。

（3）治疗结束后，注意保暖，不能立刻离开病房或理疗室，防止受凉受风。

160. 对强直性脊柱炎治疗的效果如何评价?

ASAIS20改善标准：患者在下列4个指标中至少有3项获得20%以上的改善，并且VAS评分分值绝对数至少有1分的进步（0～10分），没能达到20%改善的一项与基线相比无恶化。①患者的总体VAS评分；②夜间背痛和总体背痛VAS评分；③BASFI；④炎症反应（指BASDAI中最后2项与晨僵有关的VAS平均得分）。

ASAIS部分缓解标准：采用相同的标准分别定义，每一项都有1～2分的改善。

ASAIS40改善标准：采用相同的标准分别定义至少有3项获得40%以上的改善，并且VAS评分分值绝对数至少有2分的进步（0～10分），另一项与基线相比无恶化。

ASAIS5/6改善标准：以下6项至少有5项达到20%或以上的改善。①患者的总体VAS评分；②夜间背痛和总体背痛VAS评分；③BASFI（强直性脊柱炎疾病活动指数）；④炎症反应（指BASDAI中最后2项与晨僵有关的VAS平均得分）；⑤C反应蛋白（CRP）；⑥脊柱活动（椎体侧弯）。

161. 强直性脊柱炎的调摄有哪些?

（1）加强营养，多进食高热量、高蛋白质和富含维生素的食物。

（2）加强补肾壮督，防止房事过劳，使肾气盛，精足髓满，筋骨强壮。

（3）及时有效地控制感染病灶，避免引起不正常的免疫反应。

（4）适当休息，主动运动，以免加重关节强直和肌肉萎缩。

（5）避免外感，尤其是风寒湿邪的侵袭，特别是罹患关节更应保暖防寒。

（6）早期预防、早期诊断、早期治疗，矫正不良姿势，坚持活动及各种锻炼。

162. 强直性脊柱炎怎样护理?

（1）常规护理：根据病情轻重，定期进行HLA-B27、类风湿因子、红细胞沉降率、C反应蛋白、免疫球蛋白、血常规、尿常规、X线等检查。要注意适当活动，注意日光照射，室内常用理化方法消毒。

（2）严重者护理：对于卧床患者，应鼓励其参加日常活动和工作，每日按时做体操锻炼，加强脊椎旁肌肉功能，以维持直立姿势；要适当活动各关节，定期做扩胸运动、挺直躯干及深呼吸运动；睡觉应仰卧于木板床上，不用枕或用薄枕；要消除患者精神压力，医患密切配合，树立战胜疾病的信心；如畸形进展时，可用支架或器械矫正；可配合药浴或物理疗法。

（3）辨证施护：本病多以寒证为多，以肢冷、畏寒等为常见症状，故应注意保暖。若出现畏热，应辨明是否为真寒假热，仍应注意保暖。

163. 强直性脊柱炎的心理护理有哪些内容？

与强直性脊柱炎相关的临床抑郁表现有忧郁、易激怒、睡眠障碍、性兴趣减退、生活兴趣丧失、自我评价低、生活空虚等。抑郁虽然是一种心理表现，但长期存在会对患者的生理、社会功能等产生不利影响。所以，早期诊断该病，早期治疗，早期观察患者的抑郁临床症状对疾病的预后有着重大意义。

护理措施包括：口头讲解、阅读文字和病例示范相结合，向患者讲解及宣传心理对疾病影响的相关知识，增加其理性认识；指导患者通过文字传播媒介，提高对本病的认

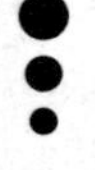

知；向患者及其家属介绍成功病例，让病友现身说法等。秦桂福等提出首先要针对患者的文化程度和自身素质，对其进行健康教育，向患者介绍疾病的发生、发展、治疗及预后等有关常识，使其对疾病有正确的了解，缓解焦虑、抑郁情绪，鼓励患者树立战胜疾病的信心；其次家属要充分理解患者的心情，在经济上给予帮助和支持，当患者遭到不幸，感情上遇到挫折，产生轻生念头时，要特别加强心理照顾，要热情地给予患者关怀和帮助。

164. 强直性脊柱炎的用药护理具体怎样实施？

（1）非甾体抗炎药：此药物可迅速改善患者腰背部的疼痛和发僵，减轻关节肿胀和疼痛，从而可增加关节活动范围。无论是早期还是晚期的强直性脊柱炎患者的症状治疗，这一类药物都是首选。目前使用的非甾体抗炎药品种较多，但对患者的最佳选择要因人而异，强调个体化的原则。

（2）柳氮磺吡啶：国外学者认为，柳氮磺吡啶可改善强直性脊柱炎患者的关节疼痛和发僵，特别适用于改善强直性脊柱炎患者外周关节的滑膜炎。该药的不良反应包括消化道不适、皮疹、血细胞减少、头痛、头晕等。磺胺类药过敏者禁用。

（3）氨甲蝶呤：活动性强直性脊柱炎患者经柳氮磺吡啶和非甾体抗炎药治疗无效时，可用氨甲蝶呤。该药的不良反应包括胃肠不适、肝损伤、肺间质炎症和纤维化、血细胞

减少、脱发、头痛、头晕等，故在用药前后应定期复查血常规、肝功能及其他有关项目。

（4）糖皮质激素：少数病例即使使用大量抗炎药也不能控制症状时，可运用甲泼尼龙15毫克/（千克·日）冲击治疗，连续3天，可缓解疼痛。对其他治疗不能控制的下背痛，在CT指导下行糖皮质激素骶髂关节注射，部分患者可改善症状，疗效可持续3个月左右。应注意，口服糖皮质激素治疗不能阻止本病的发展，还会因长期治疗带来不良反应。

（5）生物制剂：主要为抗肿瘤坏死因子制剂。英利昔单抗用于治疗活动性或对抗炎药无效的强直性脊柱炎。本类制品的主要不良反应为感染、严重的过敏反应及狼疮样病变。

（6）局部治疗：强直性脊柱炎患者在病程中出现虹膜睫状体炎时应接受眼科专家的治疗和随访。单发或多发的肌腱末端炎，因部位表浅，选择使用一些非甾体抗炎药的外用剂型，如国内已上市的扶他林乳胶剂（含双氯芬酸）、优迈霜（含依托芬那酯）、布洛芬凝胶及普菲尼德（均含酮洛芬）等。

（7）在全身治疗的基础上，对单发或少数难以消退的非感染性关节腔积液，可采用关节腔穿刺，先抽出液体再注入糖皮质激素。目前用于关节腔注射的这类制剂有利美达松（地塞米松棕榈脂质体）和得宝松（倍他米松磷酸钠），它们具有抗炎、止痛和减少关节滑液渗出的作用，而且疗效可维持2～4周。

165. 强直性脊柱炎的饮食护理有哪些内容?

强直性脊柱炎患者应加强营养供给，目前虽无明确的证据表明营养缺乏与关节炎之间有肯定的联系，但临床观察发现，营养缺乏可使某些关节炎加重，补充营养后症状好转。研究认为，维生素D缺乏可间接引起炎性关节的骨质疏松。强直性脊柱炎患者可能既有营养缺乏，又有代谢异常。饮食护理总的原则是，给予充足的糖、蛋白质、脂肪、矿物质及维生素。

166. 强直性脊柱炎的疼痛护理该怎样实施?

临床观察表明，适度运动能舒松紧缩的肌肉，减轻痉挛，促进血液循环，防止致痛物质堆积，促进炎症消散。运动时肌肉收缩运动所产生的生物电，有助于钙离子沉积，从而减轻疼痛。疼痛是一种复杂的心理生理活动，包括伤害刺激作用于机体所引起的痛感觉和个体对伤害性刺激的痛反应，伴有较强烈的情绪色彩，表现为一系列的躯体运动反应和内脏植物性反应。而主动运动能把注意力转移到运动上，起到分散注意力的作用，从而减轻疼痛。运动过程中注意：①掌握运动方法，运动量因人而异。指导患者改变体位，尽量在非负重状态下进行，以减轻运动量，体力不支者开始可只做床上运动。②为保证患者充分休息，可为其提供多个软枕、硬板床和低枕，以保持各关节的功能位置。③白天避免长时间保持一种姿势不变，即便是看电视、输液亦不可长时间躺着不动，可选坐、卧位交替或在床边小范围走动。③运动要持之以恒。

167. 强直性脊柱炎的转归是什么？

（1）病邪由表入里，正气由盛转衰：早期病变在太阳经，则导致太阳经输不利，卫外不固，营卫不和，出现背冷恶寒，项背、腰骶强痛。督脉与足太阳经在风门交会，辅助太阳经起到卫外的作用。当风寒湿邪久郁而不解，影响督脉致气血凝滞，经脉痹阻，临床上可由太阳经证渐渐而出现项背挛急、作冷作痛等督脉受累症状。

（2）督脉有病更加重肾虚：脊柱为督脉所过，督脉总督一身之阳，与肾相联，督脉受病，则更加重肾虚。肾督同病则见腰骶、项背僵痛，脊柱活动不同程度受限，腰膝酸软无力、畏寒肢楚等症。

（3）肾督两虚转为肝肾俱虚：“肝肾同痹”“肾为肝之母”，痹证日久不愈，必损及下焦肝肾，连及奇经。督脉属肾，为阳脉之海，肾主骨，肾虚则精少髓空，骨失荣养，肾督亏虚，阳损及阴，气血凝滞而骨痹难除；肝肾不足，阴虚火旺，痰瘀胶结则尪痹不化。

168. 强直性脊柱炎的预后如何？

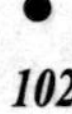

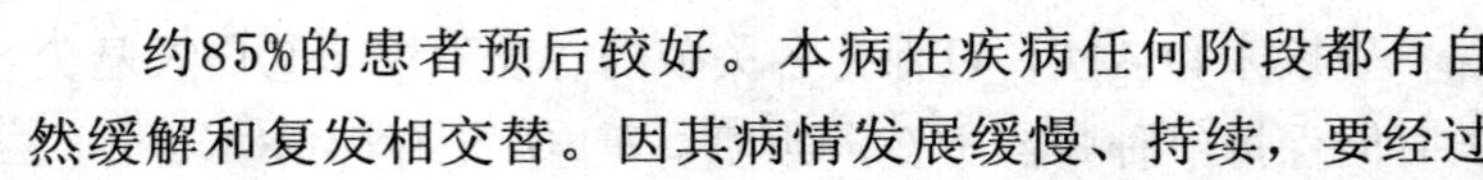

约85%的患者预后较好。本病在疾病任何阶段都有自然缓解和复发相交替。因其病情发展缓慢、持续，要经过

10～20年才发展为脊柱强直，约有65%的患者经过恰当治疗，能坚持正常生活和工作；少数病情重笃，畸形严重，可造成残疾，若经手术治疗仍能生活自理；很少有死亡情况，除非有并发症，有可能死于心力衰竭或淀粉样肾病、尿毒症、颈椎骨折和并发截瘫。

169. 影响强直性脊柱炎预后的因素有哪些？

一般认为，强直性脊柱炎有一定的疾病自限性，部分患者到一定阶段可以自行缓解，但是也有很多患者出现关节强直、畸形和功能障碍，甚至生活不能自理。因此，明确患者的预后影响因素，及早发现可能提示患者预后不佳的因素，从而早期积极治疗，将可能改善患者预后。一般认为，强直性脊柱炎患者早期出现脊柱受累及活动受限、早期出现髋关节受累、幼年发病、有阳性家族史、出现指/趾炎、对非甾体抗炎药反应不佳、炎症指标 （如红细胞沉降率、C反应蛋白）水平居高不下等提示预后不佳。肾脏、心脏及肺的病变是否提示预后不佳尚不明确。出现足跟、颈椎及胸椎活动受限，有阳性家族史，携带HLA-B27基因，预示患者将来会呈慢性病程。